Autismus.

Eine Bedienungsanleitung

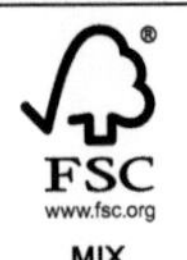
FSC
www.fsc.org
MIX
Papier aus verantwortungsvollen Quellen
Paper from responsible sources
FSC® C105338

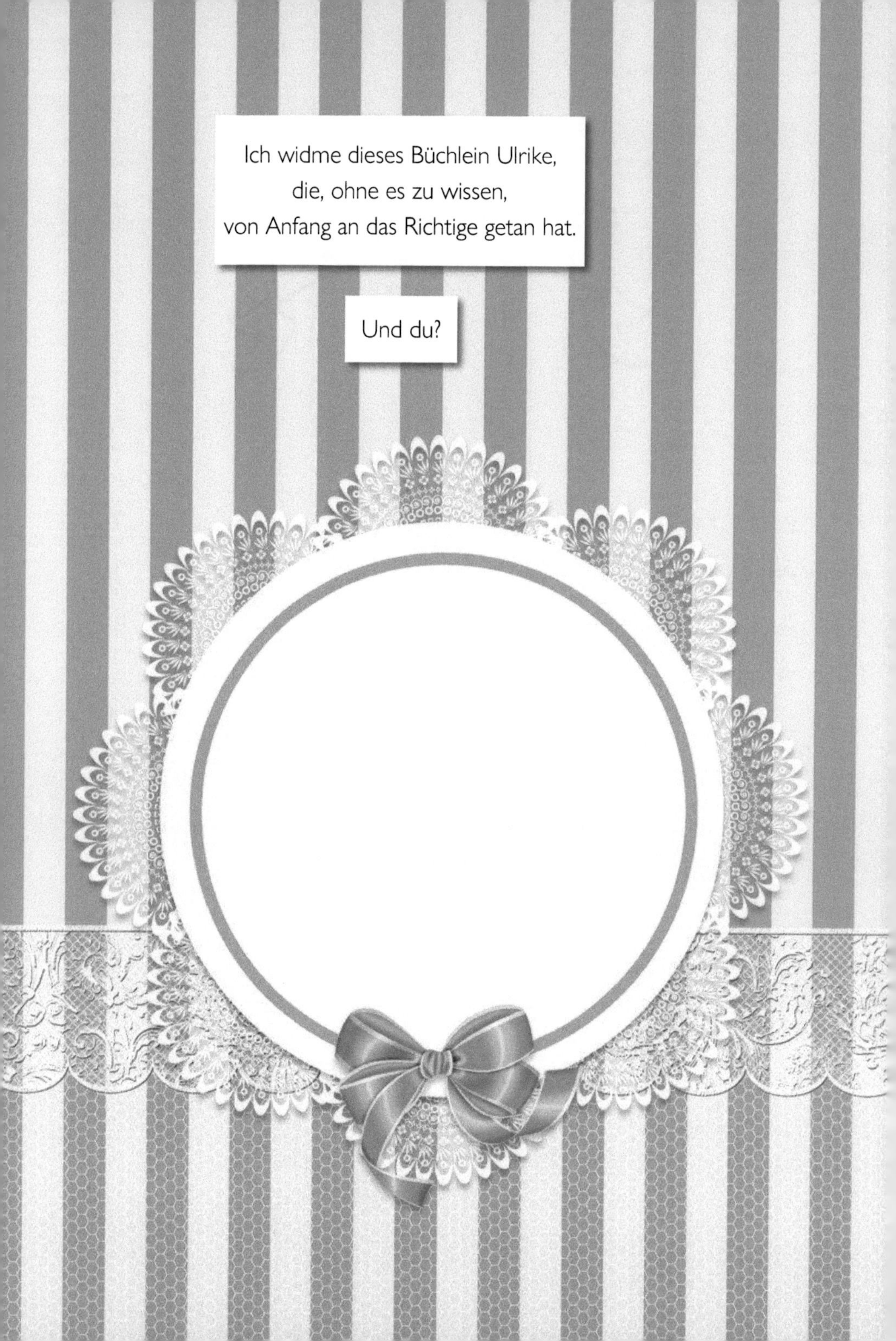

Ich widme dieses Büchlein Ulrike,
die, ohne es zu wissen,
von Anfang an das Richtige getan hat.

Und du?

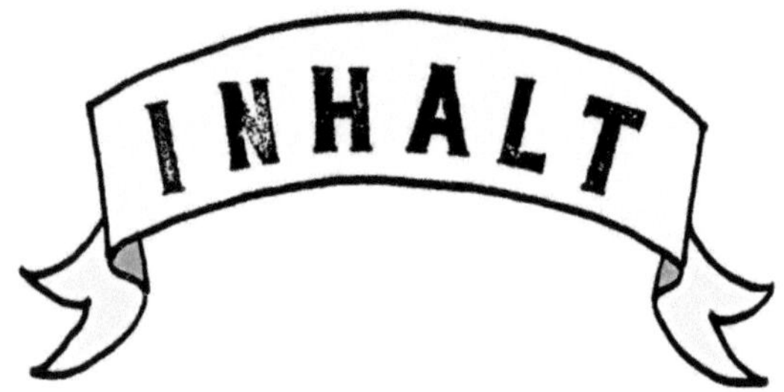
INHALT

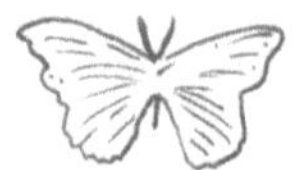

Verwendungszweck

Vorwort

Eine Bedienungsanleitung für Autismus?

Wie bitte?

Wir sind doch keine Roboter!

Aber werden wir nicht oft so gesehen? Wir wirken emotionslos, wollen körperliche Nähe nicht zulassen, zeigen keinen Gesichtsausdruck – oder nicht den zur Situation passenden. Unter uns gibt es „Wunderkinder" in den Bereichen Mathematik, Technik, Sprache, …

Dieses Buch soll euch unsere Welt abseits der Klischees näherbringen. Warum wir denken, wie wir denken. und fühlen. wie wir fühlen. Manchmal sind wir euch ähnlich, manchmal **ein bisschen anders**. Da gibt es viele kleine Puzzleteile, die wir gemeinsam zusammensetzen können.

Die **Idee** zum Buch kam, nachdem ich eine Artikelserie anlässlich des „Welt-Autismus-Tages" veröffentlicht hatte. Selber gerade einen tüchtigen „Meltdown" hinter mir, wollte ich mir eigentlich nur Luft machen – und habe in zugegebenermaßen sehr flapsigem Stil meine Gedanken aufgeschrieben. Unerwarteterweise haben die Artikelchen Türen zwischen den Welten der „NTs" – der „normalen Menschen" – und uns autistischen Menschen geöffnet, und ich finde, davon sollte es mehr geben!

Fachbücher gibt es genug. Wissenschaftliche Artikel und Gruppen in sozialen Netzwerken gibt es genug. Vereinigungen, die immer noch predigen, Autismus käme von lieblosen Müttern oder vom Impfen, gibt es leider viel zu viele.

Dieses Büchlein soll euch im Blog-Stil auf eine humorvolle Reise durch unsere Welt mitnehmen und zum Verständnis beitragen.

Ist es mir gelungen? Schreibt mir eure Gedanken!

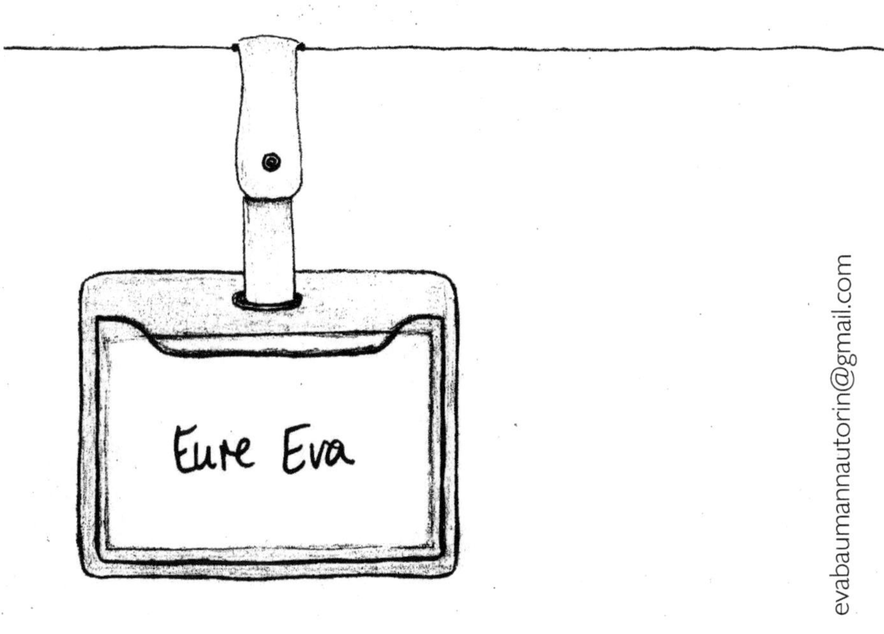

evabaumannautorin@gmail.com

Das bin ich!

Hallo, ich bin Eva. 1982 geboren, erst als Erwachsene diagnostizierte Autistin. Endlich weiß ich mich einzuordnen, endlich verstehe ich, warum ich – auch nach dem Teenageralter – immer noch nicht das Gefühl habe, dazuzugehören. Endlich habe ich Tricks an die Hand bekommen, im normalen Alltag besser klarzukommen, weil ich verstehe.

Vor meiner offiziellen Diagnose hatte ich mich mit Tests aus dem Internet selbst diagnostiziert. Man kann von den Tests und von den ganzen (teilweise fragwürdigen) Inhalten im Netz halten, was man will – mir haben sie immens geholfen. Ich hatte so viel Zeit damit verschwendet, mich anzupassen, dass ich mich unterwegs verloren hatte.

Jetzt finde ich mich wieder.
Langsam.
Schritt für Schritt.

Ich habe eine Autismus-Spektrum-Störung, kurz „ASS". Ich benötige wenig Unterstützung und kann daher fast ganz normal am Alltag teilnehmen. Diagnostiziert wurde ich mit „Asperger-Syndrom", aber da die Verbindung zu Hans Asperger problematisch ist, benutzen viele Autistinnen und Autisten diesen Begriff kaum noch und bezeichnen sich lieber als „im Spektrum".

Meine Ausprägung im Spektrum: Viele Geräusche gleichzeitig überfordern mich. Planänderungen kann ich nur schlecht verkraften, spontan bin ich sowas von ... nicht! Außer, die Idee kommt von mir, dann geht plötzlich alles ganz schnell. Du willst kurzfristig einen Ausflug machen, weil das Wetter so schön ist? Nicht mit mir. Ich brauche sowas bitte mit drei Tagen Vorankündigung. Aber wenn ich mir ganz plötzlich was in den Kopf setze, geht das. Und zwar sofort.

Ich kann Körpersprache und Mimik schlecht verstehen und bei mehreren Leuten, die gleichzeitig reden, überhaupt nichts mehr hören. Ich habe Spezialinteressen, die ich mit sehr viel Leidenschaft und Hingabe verfolge.

Ich bin ganz erstaunt, wie viele Leute überhaupt kein Problem damit haben, dass ich anders bin. Wenn sie es ordentlich erklärt bekommen und versuchen, zu verstehen. Oder zumindest zu akzeptieren, auch wenn es zunächst fremd anmutet. Das hilft uns schon.

Einfach akzeptiert zu werden, so, wie wir sind. Mit unseren Eigenheiten und „Superkräften“.

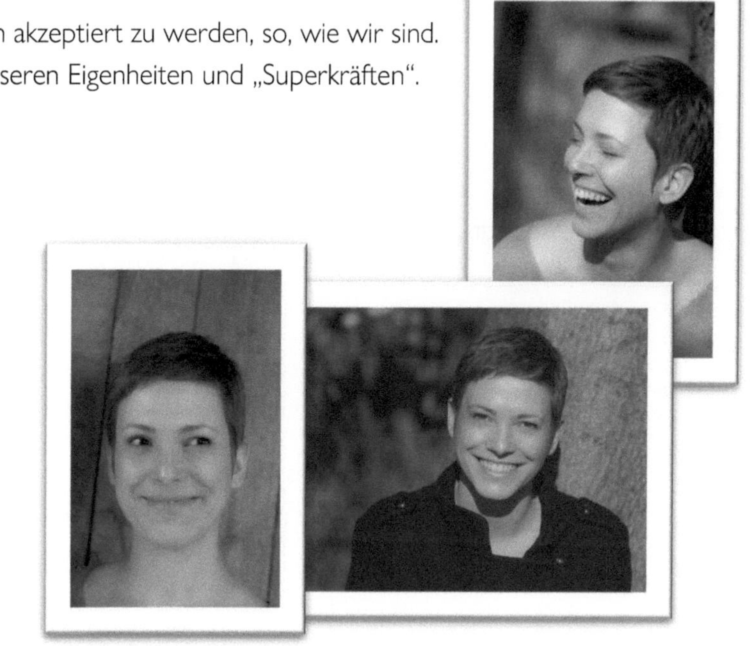

Autismus in bunten Spektralfarben

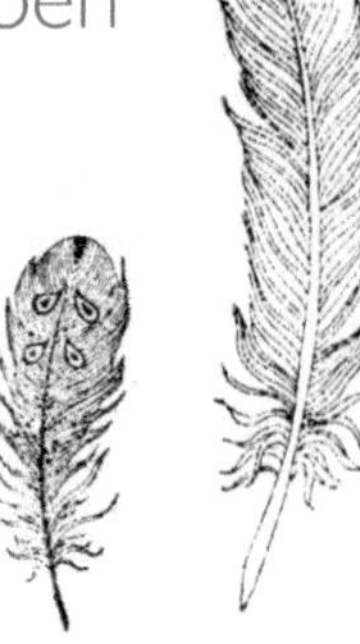

Sichtbar oder unsichtbar,

auffällig oder unauffällig …

Das Spektrum der autistischen Störungen ist unendlich und reicht von scheinbar normaler Schüchternheit bis dahin, sein Leben lang auf Hilfe angewiesen zu sein. In manchen Regionen ist Autismus ein Stigma, während das frühere „Asperger-Syndrom", eine Ausprägung des Autismus, woanders beinahe eine Modeerscheinung ist. Sind das nicht Autisten, die mit diesen Inselbegabungen? War Einstein nicht auch Autist?

Viele Mythen, wenig Klarheit. Autismus ist schwer zu greifen, denn **jeder Mensch auf dem Spektrum ist anders.**

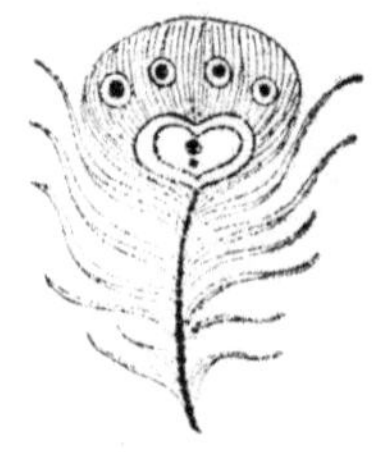

Probieren wir es trotzdem einmal:

Wenn du hin und wieder traurig bist, leidest du an einer Depression? Wenn du nachts mal zum Kühlschrank stapfst und was zu Futtern suchst, hast du dann eine Essstörung? Wenn du gern allein bist, bist du dann autistisch? Wo geht das Spektrum los, wo endet es? Auf diese Fragen wird es in diesem Buch keine klaren Antworten geben, aber Ideen. Ich zeige euch an Beispielen aus meinem Alltag, was es bedeuten kann, autistisch zu sein.

Für den Anfang ist es wichtig, sich immer wieder klar zu machen, dass es viele verschiedene Ausprägungen im Autismusspektrum gibt. Ich kann euch nur wenige Seiten zeigen – was ich aus Gesprächen mit anderen autistischen Menschen gelernt habe, was ich selbst im Alltag erfahre, … Daher wird diese „Bedienungsanleitung" mit Sicherheit unvollständig sein.

Vielleicht helfen die kleinen Textschnipsel aber, dass ihr Menschen mit Autismus-Spektrum-Störung in eurem Umfeld wahrnehmt und einzuordnen versteht. Ich möchte euch Werkzeug an die Hand geben, mit dem ihr euer Bild vom Autismus ein wenig schärfen könnt. Nicht alle Autisten sind „Rain Man" …

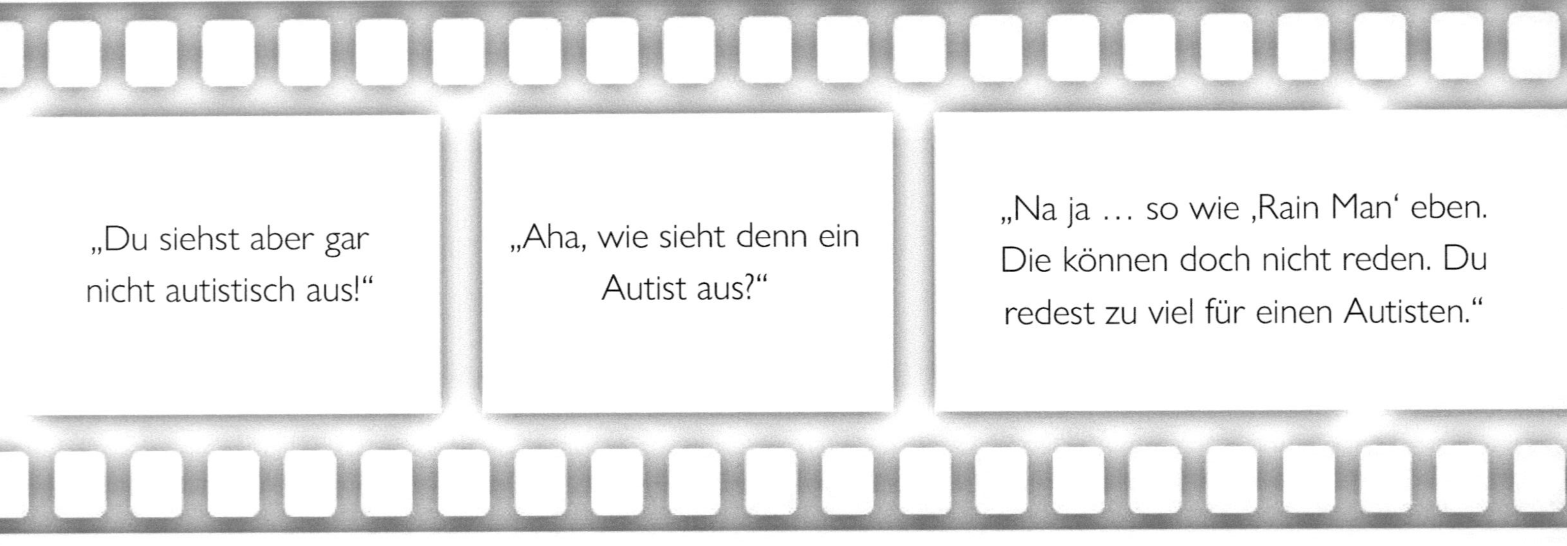

Original so erlebt. Nicht nur einmal.

Dabei wandelt sich die Darstellung von autistischen Menschen in Film und Fernsehen. Ich möchte euch zwei Serien vorstellen, die auf sehr unterhaltsame Weise ein relativ akkurates Bild einer Autismus-Ausprägung zeigen.

Wahrnehmung in Film & Fernsehen:

Autismus ist nicht (nur) „Rain Man“

Sherlock (BBC Wales, seit 2010): John Watson stolpert in ein WG-Leben mit dem wohl brillantesten „Detektiv“ Englands. Dass sein neuer Freund Sherlock vermutlich Asperger-Syndrom hat, steht nicht im Mittelpunkt der Serie, dessen Sozialverhalten allerdings schon. Sherlock betitelt sich selbst als „Hoch-Funktionierender Soziopath“, aber mal ehrlich: Er mag Menschen. Er gerät nur immer wieder mit ihren unlogischen Handlungen aneinander und hat wohl einmal zu viel einstecken müssen, als dass er wirkliche Menschenliebe empfinden könnte. John hilft ihm in einer sehr rührenden Art und Weise, zu lernen, seine wenigen Freunde nicht zu vergraulen. Auch wenn das heißt, nicht immer alles aussprechen zu müssen, was er gerade denkt. Abgesehen davon ist es eine äußerst clevere Krimi-Serie, die richtig gut unterhält!.

The Good Doctor (u.a. ABC, Sky, seit 2017): Dr. Shaun Murphy hat ASS gepaart mit „Savant-Syndrom“, einer Inselbegabung. Wie auch bei „Sherlock“ wird das Klischee geschürt, dass Autismus immer mit außergewöhnlichen Begabungen einhergehe, aber das ist OK, es soll schließlich unterhalten. Besonders gelungen finde ich die Darstellung seiner Wahrnehmung und seines Alltags – ich habe mich oft wiedererkannt und wütend losgeheult, wenn Shaun (wissentlich oder unwissentlich) ungerecht behandelt wurde. Definitiv ein Tipp für alle, die Autismus besser verstehen wollen!

DAS Klischee:

AUTISTEN HABEN

Doch, haben wir. Unsere Gefühlswelt ist ein bisschen anders, unser Ausdruck ist ein bisschen anders, unser Verstehen ist ein bisschen anders. Aber glaubt nicht, wir könnten nicht fühlen! Wir fühlen sogar sehr intensiv, vielleicht zu intensiv.

Von dem, was ich durchs Schreiben über nicht-autistische Menschen gelernt habe, tragt ihr einen unglaublichen Reichtum an Emotionen in euch. Bei vielen von uns sind es weniger differenzierte Gefühle, die von euch oft als „fake" oder übertrieben wahrgenommen werden, weil sie eben anders ausgedrückt werden … und weil man versucht, die „hibbelige" Freude oder „Wutanfälle" (so sehen Freude und Wut bei uns oft aus) schon bei Kindern zu verstecken.

Freude

Wir können uns über die unscheinbarsten Dinge freuen wie ein kleines Kind. Dann klatschen wir in die Hände und tanzen eine halbe Stunde lang auf der Stelle, weil ein Kristall so schön glitzert. Das macht vielleicht Spaß!

Als Kind lernt man jedoch schnell, das zu unterdrücken. „Komm mal wieder runter", heißt es dann gerne mal. Man lernt normalisiertes Sozialverhalten, wo überschäumende Gefühle nicht hingehören. Ausnahme: wenn man heiratet oder ein Baby auf dem Arm hat. Aber selbst dann gilt: Freude bitte nur „angemessen" zeigen.

KEINE GEFÜHLE

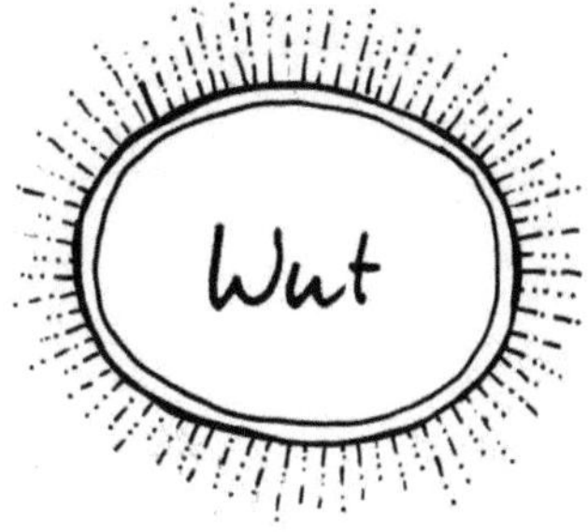

Wut im typischen Sinn ist eigentlich ein unlogisches Gefühl und daher kommt es bei uns selten als Reaktion auf. Es ist eher eine Überreizung, die schnell in einem Meltdown enden kann und einen komplett hilflos dastehen lässt. Ein wirklich hässliches Gefühl. Wenn man etwas nicht ändern kann, wenn man das Problem nicht lösen kann, egal, wie sehr man seinen Verstand anstrengt – das ist für mich eines der unangenehmsten Gefühle. Da dreht sich alles in meinem Kopf, ich krampfe und muss mich echt zusammenreißen.

Warum fühlt ihr eigentlich so oft unlogische Sachen?
Wut zum Beispiel.
Wütend zu sein bringt einen doch nicht weiter.
Das macht es nicht besser.

Hilflos fühlen wir uns auch, wenn uns das Handeln der Außenwelt unlogisch erscheint. Wenn Leute etwas sagen, nehmen wir es gern wortwörtlich – es gibt schließlich keinen Grund, nicht einfach zu sagen, was man denkt. Dass eine solche Direktheit nicht immer angemessen ist, fällt uns oft zu spät ein. Ebenso die Gründe:

Damit man nicht angreifbar ist. Damit man keine Grenzen überschreitet. Dass man lieber indirekt Gestik und Mimik sprechen lässt, dass man zwischen den Zeilen lesen sollte ... Bis sich all diese Gedanken und Analysen durch unseren Kopf gewurstelt haben, sind wir entweder mit einer direkten Antwort herausgeplatzt oder in Überlegungen versunken, die als Missbilligung/ Ablehnung/Unentschlossenheit gedeutet werden. Es ist einfach anstrengend, alle Kommunikationsebenen gleichzeitig zu interpretieren, sich bei Widersprüchen die „richtige“ herauszusuchen und angemessen zu reagieren.

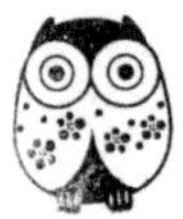 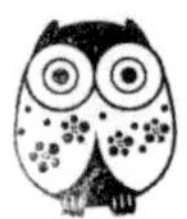 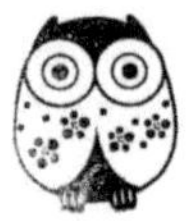 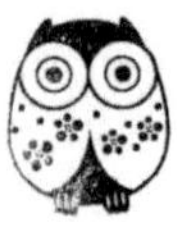 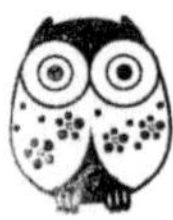

Wie wäre eure Welt, wenn alle immer direkt sagen würden, was sie denken? Sicherlich würde es weniger Missverständnisse geben, aber auch mehr Verletzungen und Zurückweisung. Konflikten wird man nicht aus dem Weg gehen können – egal, ob man direkte oder indirekte Kommunikation wählt.

Aus Autorenperspektive betrachtet, kann das interessanten Stoff für Geschichten liefern. Die ersten Entwürfe meines Debütromans hatten rein von der „Action“ und der inneren Gedanken- und Gefühlswelt der Figuren gelebt. Nie gab es im Gespräch Andeutungen, Missverständnisse oder versteckte Bedeutungen.. Solche „unlogischen“ Dinge existierten einfach nicht. Ich brauche euch nicht aufzuzählen, wie viele Chancen für Konflikte ich dadurch verschenkt hatte – genau wie die Möglichkeit für das Publikum, sich mit meinen Figuren zu identifizieren.

Zu dem Zeitpunkt wusste ich noch nichts von meinem Autismus, habe aber zum ersten Mal ausführlich darüber nachgegrübelt. Warum kann kein einziger Leser meine Figuren annehmen?

„Deine Figuren sind aber komisch.
Mit denen kann man sich
überhaupt nicht identifizieren."

„Wieso, die sind doch ganz normal."

Mittlerweile ist es bei mir regelrecht zum Hobby geworden, mich weit auf dünnes NT-Eis vorzuwagen, um realistische Figuren zu erschaffen. Spannung aus dem Nicht-Gesagten zu erzeugen. Gefühle wachzurufen, die nicht logisch sind, und die armen Figuren damit ins Chaos zu stürzen. Warum nicht die Hilflosigkeit, die ich bei all diesen Punkten empfinde, thematisieren? Wer weiß, vielleicht geht es den Lesern auch oft so wie meinen Figuren.

Fazit: Einen Riesenvorteil hatte die jahrelange Beschäftigung mit der nicht-autistischen Psyche: Ich verstehe euch jetzt viel besser und freue mich auf die Herausforderung, euch in eurer Sprache und Bildern unser Denken ein wenig näherzubringen.

Schaltplan

Das Gehirn von Autisten ist anders verdrahtet.

„Normale“ Menschen lernen durch Emotion und Intuition,

Autisten durch Logik und Verstand. Obwohl jeder Autist anders ist und das Spektrum von einer schwerwiegenden Beeinträchtigung des normalen Lebens bis hin zu einer äußerst „angepassten“ Lebensweise geht, gibt es ein paar Merkmale, die uns vereinen. Das wohl offensichtlichste ist die Kommunikation – oder das Fehlen derselben.

Für Autisten ist es schwer, Gestik und Mimik richtig einzuordnen. Oft wird uns mangelnde Empathie vorgeworfen, was aus meiner Sicht Quatsch ist.

Wir haben sehr intensive Gefühle, aber wir verstehen und äußern sie anders als NTs. Es passiert selten, dass wir einfach zustimmen, wenn sich jemand bei uns „ausheulen“ will, denn wir sind lösungsorientiert. Getreu dem Motto

Rumjammern bringt nichts

pflücken wir die Psyche auseinander und suchen aufs Gründlichste nach Auswegen. Gefühlsprobleme lösen wir analytisch.

Klar, dass das manchmal als gefühlskalt rüberkommt.

Während bei einigen Autisten die Sprachentwicklung verzögert ist, machen andere eine ganz normale bis überdurchschnittliche Sprachentwicklung durch. Sie fangen früh an zu sprechen und haben oft einen großen Wortschatz, der sich nur durch mangelnde Kommunikationsfähigkeiten nicht richtig nach außen zeigt. Die Sprache, die von Liebe zu (selbstausgedachten) Metaphern und bedingungsloser Ehrlichkeit geprägt ist, klingt dann gerne mal wie ein altkluger Professor oder einfach ein taktloser Trampel. An dieser Stelle ein ganz großes Danke an alle, die mich trotzdem liebhaben!

Eine Stolperfalle, in die ich mich immer wieder gern reinstürze: Weil wir selber grundehrlich sind, glauben wir, alle seien so. Und dann können wir noch nicht einmal Gestik, Mimik und Zynismus verstehen! Ich nehme gern alles wörtlich und fliege damit auf die Nase. Alles immer interpretieren zu müssen ist wirklich sehr anstrengend. Wenn ihr mit einem „Aspie" oder „Autie" sprecht, macht ihr es ihnen leicht, indem ihr eine geradlinige, ehrliche Sprache benutzt.

Störung der Sinnesverarbeitung

Kennt ihr das, wenn ihr reizüberflutet seid? Bei uns ist das ein Dauerzustand. Schön und anstrengend – und manchmal unerträglich. Dann laufen im Lebensfernseher zehn Sendungen gleichzeitig. Nicht alle autistischen Menschen haben gleich eine „Störung der Sinnesverarbeitung“, aber sie geht oft mit Autismus einher.

Manche Sinneseindrücke sind so wunderbar, dass wir ihnen förmlich hinterherrennen. Wir sind dann wie kleine Kinder, die Löcher in die Luft starren (weil die Landschaft so schön ist) oder vor sich hinsummen (weil uns der Ton beruhigt oder wir uns besser konzentrieren können). Andere Sinneseindrücke machen uns einfach nur platt oder sorgen für großes Unbehagen. Dann verfallen manche in eine Art Starre, andere können noch schnell genug „flüchten“. Ich geh z.B. kurz aus dem Meeting raus, wenn alle durcheinanderreden – „aufs Klo“. Hier ist es super, wenn ihr euren Autie-Freunden zugesteht, sich mal kurz zu verkrümeln, um wieder „runterzukommen“. Wenn es auf Partys einen dunklen Raum gibt (OK, meinetwegen das Klo), wo man mal kurz weitgehend ohne Sinneseindrücke ist. Sonst brennt die Sicherung durch, und das ist wirklich fies.

Essen kann zum Beispiel eine äußerst reizgeladene Situation sein: Hier müssen wir gleichzeitig Aussehen, Geruch, Geschmack und Konsistenz zusammenbringen. Um das Ganze zu trennen und einordnen zu können, wird das Essen gern mal auseinandergepflückt oder alles getrennt gegessen. Liebe Gastgeber: Bitte denkt nicht, wir mögen euer Essen nicht! Wir versuchen nur, die ganzen Sinne, die auf uns einstürmen, unter einen Hut zu bekommen. Was für andere interessant schmeckt, ist für uns eine Kletterpartie auf einen steilen Berg – ohne Ausrüstung. Ich bin zum Beispiel extrem mäkelig, was Konsistenz betrifft. Croutons in Suppe gehen gar nicht. Knusprig und flüssig passen einfach nicht zusammen! Der Gegensatz macht mich irre. „Unpassende" Geschmäcker hingegen liebe ich. Lavendel und Salbei in einer Kartoffel-Möhren-Suppe? Spannend. Viele Autisten essen am liebsten immer wieder das Gleiche – oder gar nicht, weil Essen zu viele Reize birgt und der Sinn nicht unbedingt erkannt wird. Es ist an sich kein Problem, wenn man immer das Gleiche isst, man sollte nur schauen, dass man seinem Körper alles zuführt, was er braucht. Als ich noch intensiv Sport getrieben habe, habe ich mir Essenspläne geschrieben, mit denen ich über die Woche einmal alle Nährstoffe abgefasst hatte – dann machte es nichts aus, wenn es jede Woche der gleiche Plan war. Pläne sind generell immer ein gutes Handwerkszeug, um Routine und Sicherheit in das gefühlte Chaos zu bringen.

Essen ist oft mit sozialen Anlässen verknüpft. Wenn ich sozial sein muss, esse ich nur bekannte Dinge (am liebsten in vertrauter Umgebung), weil dadurch mein Gehirn weniger zu arbeiten hat. Und dann ist es auch egal, wenn es das allertollste Restaurant ist und ich es normalerweise spannend finden würde, etwas auszuprobieren – sobald ich mit Leuten esse, die mir nicht sehr vertraut sind, fällt das aus. Die kleinen Tricks, die mir das Leben erleichtern: bekannte Dinge essen, eigene Tasse ins Büro mitbringen … Da gibt es einige Möglichkeiten. In meinem Buch „Autismus. Eine Werkzeugkiste" gebe ich viele Tipps für den Alltag mit Autismus, und das Thema gesundes Essen ist ein großer und wichtiger Teil davon.

Störung der Sinnesverarbeitung – Persönliches

Zu meinem ganz persönlichen Wunderland der Sinne geht es erstmal durch den Kaninchenbau des Hörens: Ich vermeide auditive Wahrnehmung. Ich habe ein extrem gutes Gehör – bei meinen Hörtests dachte das medizinische Personal immer wieder, das Gerät wäre kaputt. Autos höre ich in 5km Entfernung, und beim Segeln erkenne ich die Strömung daran, wie die Wellen „fallen". Klingt alles besser, als es sich anfühlt. Musik z.B. ist schwierig. Alle sagen, ich höre langweilige Musik – ich kann eben „spannende" Musik nicht verkraften. Ich höre keine Band, sondern jedes einzelne Instrument. Und mein armes Gehirn versucht dann, das alles zusammenzusetzen. Anstrengend! Kino und Partys gehen nur mit Ohrstöpseln. Disco … ähm … ich glaube, ich war schon … zweimal im Leben?

Zum Glück kann ich das gut steuern. Es gibt Ohrstöpsel, oder ich gehe eben nicht auf Partys. Viele Menschen auf einen Haufen – eh nicht mein Ding. Blöd sind Geburtstage, wenn mehrere Leute gleichzeitig reden. Ich höre dann nur noch „Lärm". Eine kurze Zeit geht es, wenn ich nach unten gucke oder die Augen zumache und mit dem Ohr in Richtung der sprechenden Person gehe. Kommt manchmal echt blöd rüber …

Aber der Rest ist einfach ein ganz großes Wunderland. Ein sehr angenehmer, weil „sicherer", Sinn ist das Sehen. Ich liebe alles, was schön ist. Tolle Farben, Formen, Klarheit, Weite, Schimmern/ Glitzern, … wundervoll. Man kann mich in einer schönen Landschaft abparken und nach zwei Stunden wieder abholen. Ich gucke auch gern schöne Menschen an. Ist ein bisschen blöd, wenn man zu lange starrt … aber wenn dieser Mensch doch so schöööön ist!

Tastsinn – ich muss alles anfassen. Museen zum Anfassen sind das Beste. Oder meine Kaffeetasse mit Samtbezug. So kann man sich auf Arbeit auch im Meeting ein paar schöne Sinneseindrücke verschaffen und sich viel besser konzentrieren – und es fällt nicht so auf.

Und mein absoluter Liebling: Düfte. Ich kann nicht beschreiben, welche Gefühle schöne Düfte in mir wachrufen. Ich bin dann einfach im Paradies. Bei mir zuhause wird jeder Raum unterschiedlich beduftet, ich habe Unmengen an Wäscheparfums, trage jeden Tag Parfum und meine Romanfiguren duften auch. Ein Duft lässt eine ganze Geschichte, eine ganze Welt in meinem Kopf entstehen. Wie ich das liebe! Und es ist im „echten Leben" kein Problem. Als Dorfkind kann ich auch mit unangenehmen Gerüchen umgehen.

Fazit: Sinneswahrnehmung kann ein Riesengeschenk sein, uns aber auch völlig überlasten. Eine reizarme Umgebung oder zumindest ein bisschen Kontrolle über die herrschenden Reize kann die Belastung auf unser Nervensystem sehr lindern.

BEGRIFFE:

AUTISMUS

IN FACHWELT UND UMGANGSSPRACHE

Autistische Menschen nutzen im Gebrauch untereinander gern „Fremdwörter“, weil ein neues Wort manchmal den Kern einer Sache besser (und effizienter) beschreibt als langes Drumherumreden. Wer sich also fragt, was zum Teufel ein „Overload“ ist oder wer „NTs“ sind – hier seid ihr richtig. Wenn ihr euch ein wenig auf die Sprache einlasst, die für autistische Menschen zum Alltag gehört, beweist ihr Interesse an unseren Themen und unserer Sprache. Ihr akzeptiert. Ein größeres Kompliment kann uns ein „NT“ (das seid ihr!) nicht machen.

Ihr habt es wahrscheinlich schon gemerkt – das hier ist kein psychologischer Ratgeber in Fachsprache. Wenn ihr aber die Umgangssprache der Autismus-Bubble lernen möchtet und/oder euch durch den Dschungel an Fachliteratur kämpfen möchtet (oder müsst), möchte ich hier kurz auf ein paar Begriffe eingehen, denen ihr oft begegnen werdet:

Überraschung! Das erste Wort auf der Liste ist nicht „Autismus", sondern

AUTIE / ASPIE

Ein Begriff, mit dem sich viele autistische Menschen (ggf. diagnostizierte „Asperger") selbst bezeichnen. Es nimmt dem dramatischen „Autist" die Schwere und klingt … irgendwie niedlich. Hier wird nicht die Behinderung in den Vordergrund gerückt, sondern Autismus als ganz selbstverständlicher Teil des Seins ausgedrückt. Auch viele „normale" Menschen haben ihre Eigenheiten – warum sollten gerade Auties anders sein? Wir sind alle verschieden, und das ist gut so.

Die Bezeichnung „Asperger" geht auf den NS-Arzt Hans Asperger zurück, nach dem die „Entwicklungsstörung" benannt wurde. Hier und da gibt es den Trend, aufgrund der wenig glamourösen Geschichte „Asperger" als Bezeichnung zu verpönen.

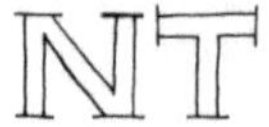

„Neurotypisch" – jemand, der nicht autistisch ist. Wenn ich immer „normale" Menschen schreibe, bezeichne ich mich selber ja direkt als „unnormal". Aber was ist schon normal?

Die Bezeichnung „neurotypisch" geht auf die Satire „Understanding Neurotypicals" („Neurotypische verstehen") zurück, die als Reaktion auf die Pathologisierung des Autismus geschrieben wurde. Wer nachlesen möchte: Den Link gibt's hinten in der Linksammlung. Dort wird all das „Hach-wie-schlimm-doch-Autismus-ist" und „Schade-dass-man-das-nicht-heilen-kann" auf die „Störung Neurotypismus", also „Normalsein" umgemünzt. Echt unterhaltsam und auch augenöffnend!

Als „Betroffene" wird euch der Artikel vielleicht vor den Kopf stoßen. Warum habe ich ihn trotzdem erwähnt? Weil ihr als Angehörige und Bezugspersonen von autistischen Menschen sicher oft Aussagen hört wie: „Wow, wie du damit leben kannst, dass dein Kind autistisch ist …", „Kann man das nicht heilen?", „Er/sie ist seit der Therapie schon viel normaler." Verletzend für euch, verletzend auch für euren „Autie", der die Kommentare bestimmt hin und wieder mitkriegt.

Die Satire zeigt, dass auch NTs ihre Eigenheiten haben, die aus der Sicht von Autistinnen und Autisten nicht weniger seltsam anmuten: Warum sind NTs so auf das Gemeinschaftsgefühl fixiert? Kann man diesen krankhaften Gruppenzwang nicht heilen? Wie schlimm es doch für die NTs sein muss, so eine eingeschränkte Sinneswahrnehmung zu haben … In diese Richtung geht der Artikel und stellt die Frage „Was ist normal?" auf den Kopf.

Im jetzigen Sprachgebrauch ist „NT" längst nicht mehr zynisch gemeint, sondern dient einfach nur als Abkürzung. Neurotypisch im direkten Sinn heißt zunächst nur, dass keine psychische oder Entwicklungsstörung vorliegt. In Zeiten, in denen Störungen „gesellschaftsfähig" sind, also nicht mehr mit einem Stigma belegt werden, unterscheidet man damit Menschen mit einer Störung und „normale Menschen". Wie oben schon angesprochen, kann der Begriff „normal" despektierlich denjenigen gegenüber aufgefasst werden, die mit einer Störung leben (müssen), daher geht man mit den neutralen Bezeichnungen „NT" und „neurotypisch" diesen Diskussionen ganz einfach aus dem Weg.

AUTISMUS

Was ist eigentlich Autismus?

Krankheit?

Gendefekt?

Symptome, die durch mangelnde Liebe im Babyalter hervorgerufen werden?

„KÜHLSCHRANKMÜTTER"

Weder noch. Genaue Definitionen und Abgrenzungen der verschiedenen Arten des Autismus sind in den Standardwerken „Diagnostic and Statistical Manual of Mental Disorders" (DSM), dem US-amerikanischen Klassifikationssystem für psychische Störungen, sowie der „Internationalen statistischen Klassifikation der Krankheiten und verwandter Gesundheitsprobleme" (ICD) zu finden und können dort nachgelesen werden.

Die wichtigsten Merkmale:

✓ Sozialer Umgang: Wir können Körpersprache und Mimik nur schwer lesen (und selten richtig anwenden). Entsprechend werden eure emotionalen Signale oft fehlinterpretiert. Es heißt nicht, dass wir keine Gefühle haben, das möchte ich hier noch einmal betonen! Wir fühlen sehr intensiv, nur eben anders. Unsere Reaktionen sind anders. Ich lerne alles aus Büchern. In meiner Jugend habe ich unzählige Körpersprache-Bücher verschlungen, um besser „dazuzupassen". Trotzdem – gelernt ist nicht das Gleiche wie intuitiv tun. Wenn z.B. jemand von einem Trauerfall in der Familie erzählt, „lächle ich tröstend/ aufmunternd" – Fehler!

✓ Kommunikation: Einige von uns reden überhaupt nicht und drücken sich bestenfalls anders aus: schriftlich, durch Malen oder Musik, durch einen Sprechautomaten. Diejenigen von uns, die sprechen, haben oft eine für euch seltsame Sprechweise. Zu monoton (oder einstudierte, „komische" Sprachmelodie), Pausen an unpassenden Stellen, … Wörter, die manchmal nicht ganz passen. Ich verwechsle z.B. gern „langsam" und „langweilig" – total albern! Aber ich sage echt immer das Falsche. Gern teste ich dabei auch die Tiefe des Fettnapfes aus.

✓ Stereotype Verhaltensweisen: Routine. Rituale. Allein diese Wörter haben einen beruhigenden Klang auf mich. Der Tag muss nicht KOMPLETT gleich ablaufen, aber so ein paar feste, unverrückbare Eckpunkte sind schon schön. Wie z.B. das Kaffeewasser kocht, während ich morgens Zähne putze. Da sollte wirklich nichts dazwischenkommen. Oder der Putzlappen muss GENAU da hängen, wo ich ihn IMMER hinhänge. Wenn meine Mitbewohnerin es gut meint und den auf die Wäscheleine zum Trocknen hängt, werde ich seeeeehr nervös. Kurz vorm Ausraster.

Dann das „Stimming", kurz für „Selbst-Stimulation": Um uns zu beruhigen, schaukeln wir auf dem Stuhl vor und zurück, wedeln mit den Händen oder Armen, wackeln mit den Füßen, …

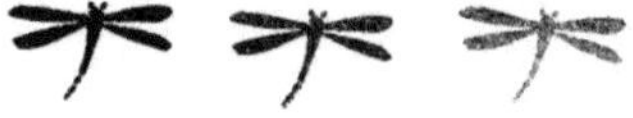

✓ Andere Wahrnehmung: Kurz gesagt: Wir nehmen die Umwelt ohne Filter wahr. Alles strömt auf uns ein, die Reizüberflutung ist vorprogrammiert.

In der aktualisierten internationalen Systematik, und das begrüßen viele autistische Menschen, finden sich mittlerweile alle Arten des Autismus in der

„AUTISMUS-SPEKTRUM-STÖRUNG“

wieder. Dort wird die Vielfältigkeit des Spektrums betont, und nicht alle Diagnosekriterien treffen gleichzeitig zu. Das kommt unserer Auffassung von der Vielfältigkeit des Autismus entgegen.

Da die alten Diagnosen ihre Gültigkeit nicht verlieren und die Bezeichnungen noch im allgemeinen Sprachgebrauch existieren, werde ich trotzdem einige halbwegs eingrenzbare Arten aufzählen und kurz umreißen, die früher als Einzeldiagnosen angewendet wurden:

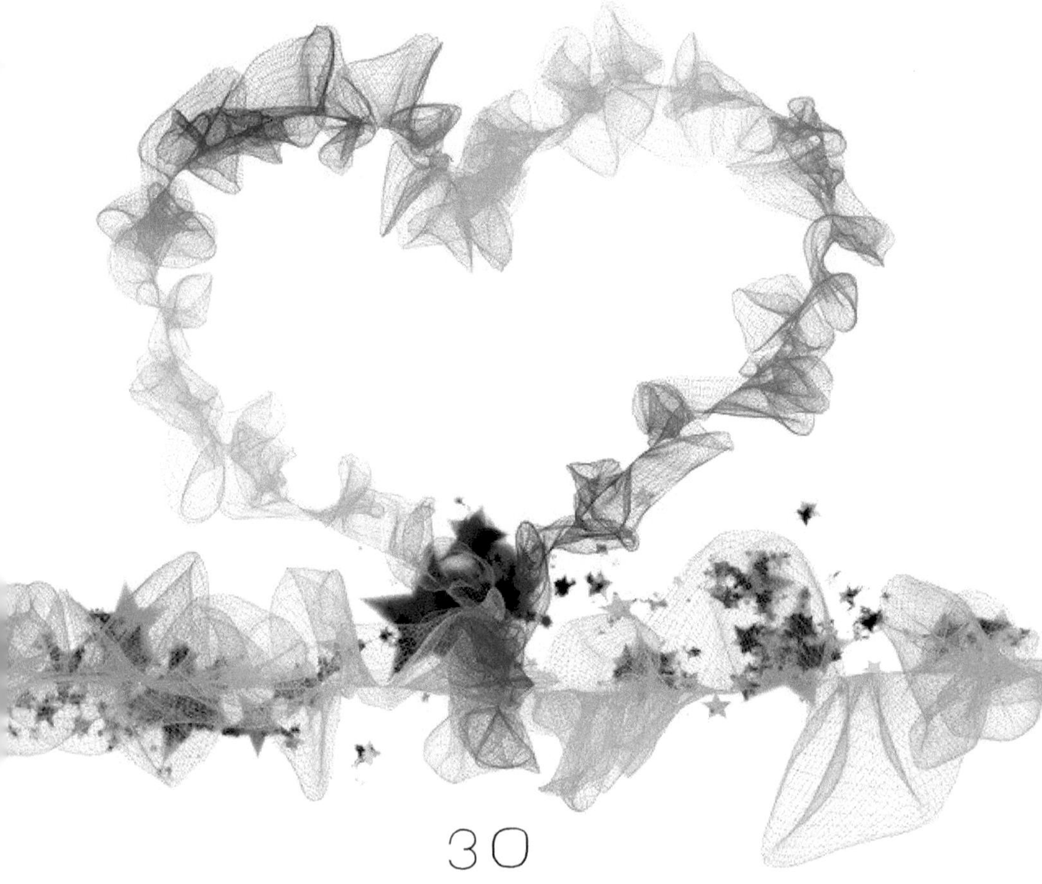

FRÜHKINDLICHER (KANNER-) AUTISMUS

- ✓ Tritt bereits sehr früh in Erscheinung
- ✓ Autismus-typisches Verhalten
- ✓ Verzögerte Sprachentwicklung
- ✓ „Geistige Behinderung“ LFA/ IFA/ HFA – Hier wird Autismus aufgrund der Schwere der geistigen Einschränkung nach der „Funktionalität“ gruppiert: niedrig (low functioning), mittel (intermediate) und hochfunktionell (high). Schon fast abwertend, wenn man sagt, der autistische Mensch „funktioniert nicht“ oder „funktioniert überdurchschnittlich gut“ – oder was meint ihr? Ich finde, dass es sich genau so anfühlt. Funktionieren. Irgendwie klarkommen in der Welt der nicht-autistischen Menschen. Aber es ist trotzdem abwertend, und wir verzichten lieber auf diese Bezeichnung.

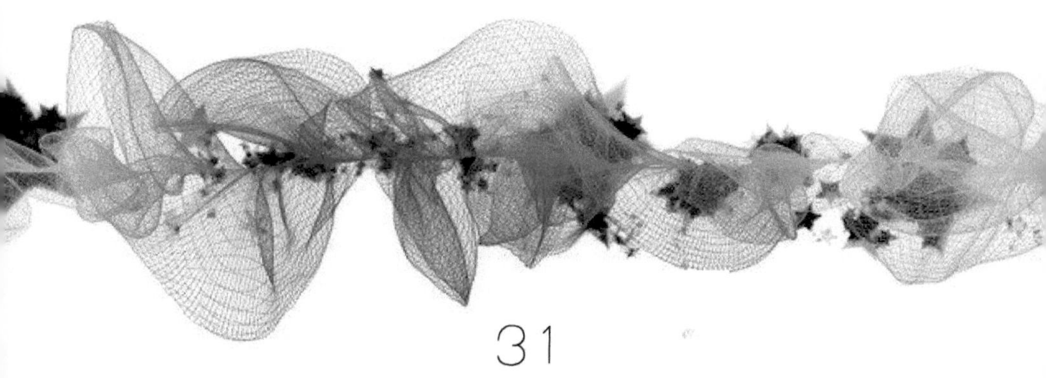

ATYPISCHER AUTISMUS

- ✓ Schwer zu definieren, viele Unklarheiten
- ✓ Generell: ähnlich dem Frühkindlichen Autismus, aber tritt später auf und/oder zeigt andere Symptome

ASPERGERSYNDROM

- ✓ Meist mild erscheinende Störung („Du wirkst überhaupt nicht autistisch!"), dadurch oft Missverständnisse, weil die Störung im Umgang vergessen wird
- ✓ „Andere" Intelligenz, weites Spektrum von verminderter Intelligenz zu überdurchschnittlicher Intelligenz, auch Inselbegabungen
- ✓ Probleme im Sozialverhalten: Was ist „angebracht"? Wie deute ich Gestik/ Mimik?

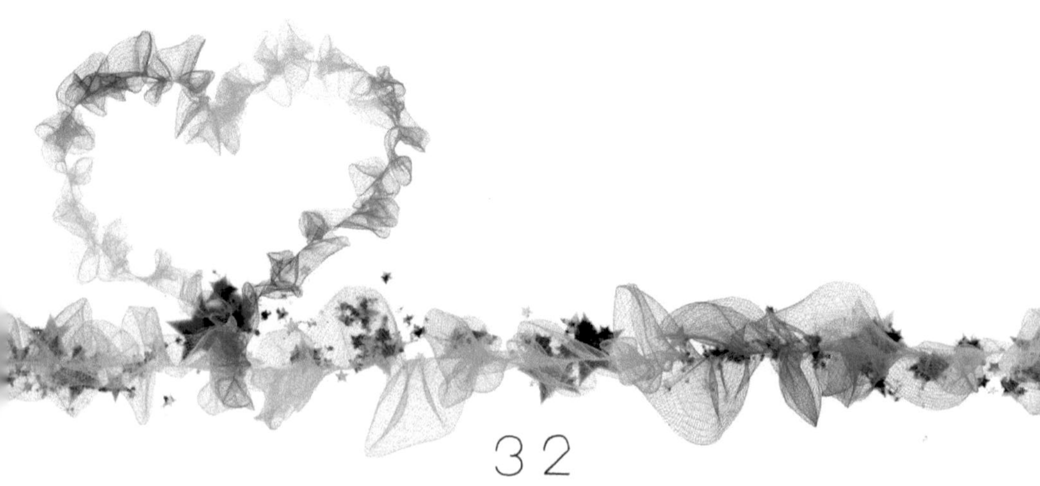

STIMMING

Und stereotype Verhaltensweisen

- ✓ Stimming: der unter autistischen Menschen gebräuchliche umgangssprachliche Ausdruck für „Selbststimulation", eins der häufigsten Erkennungsmerkmale für Autismus
- ✓ Körperzappeln, Händewedeln, Schaukeln, …
- ✓ Autisten nutzen Stimming, um sich selbst zu beruhigen
- ✓ Wenn von außen zu viele Reize auf uns einströmen, ziehen wir uns in unsere eigene Welt zurück und überlagern mit selbst verursachten (und damit kontrollierbaren Reizen) die stressigen anderen Reize
- ✓ Stimming NIEMALS unterbrechen/unterdrücken, außer wenn es gefährlich ist
- ✓ Zum Stimming ermutigen – welche Bewegungen sind die wirksamsten für meinen Autie?
- ✓ Im schweren Fällen (Kopf gegen die Wand schlagen, Hände ins Gesicht schlagen, gegen Möbelstücke rennen): Kissen dazwischenhalten, später in ruhigen Momenten gemeinsam ungefährliche Alternativen überlegen
- ✓ Erstmal KEIN Körperkontakt oder „beruhigende Worte"! Dies sind zusätzliche Reize, die die Stress-Situation noch verschlimmern können. In einer ruhigen Situation mit dem Autie abklären – manche mögen es vielleicht doch, in den Arm genommen zu werden.

OVERLOAD

Overload: „Reizüberflutung". Durch unsere Sinneswahrnehmung – und die fehlenden Filter – leben wir permanent kurz vor einer Reizüberflutung. Das ist ein Gefühl, als würde man am Abgrund entlanglaufen und ja, manchmal gucke ich mich ängstlich um, ob mich gleich was reinschubst. Beim Schreiben dieses Manuskripts z.B. sitze ich nicht auf meinem ruhigen Bauernhof mitten im Nirgendwo, sondern wegen Weiterbildung in einem Hotel in Berlin. An einer Kreuzung, mit sehr vielen Sinneseindrücken. Als da wären: Hustende Zimmernachbarn. Schritte auf dem Gang. Autos. Bremsen, anfahren. Sirenen (ständig, auf- und abschwellend). Regen. Straßenlaternen, Neonbeleuchtung. Straßenbahn: halten, Leute steigen ein und aus, wieder anfahren. Vorbeifahren. Und das sind nur die Eindrücke, die ich bei Vorhang-zu-Augen-zu wahrnehme. Von Gerüchen wollen wir gar nicht erst anfangen. Und das alles mit der gleichen Intensität. Dazu der Lehrgang: neues Gebäude, neue Leute, neue Stimmen. Anderes Essen (lecker, aber eben anders). Eigentlich keine unangenehmen Eindrücke: Die Einrichtung ist sehr schön, die Leute freundlich, … aber einfach zu viel von allem.

Am ersten Tag hatte ich prompt einen Overload – eine Reizüberflutung. Ich habe keinen geraden Satz rausgebracht im Lehrgang, habe nur halbwegs dem Stoff folgen können und brauchte erstmal zwölf Stunden Schlaf, um wieder klarzukommen. Sowas hält bei mir mehrere Tage an, am zweiten Tag habe ich „nur" zehn Stunden Schlaf gebraucht, um zu regenerieren.

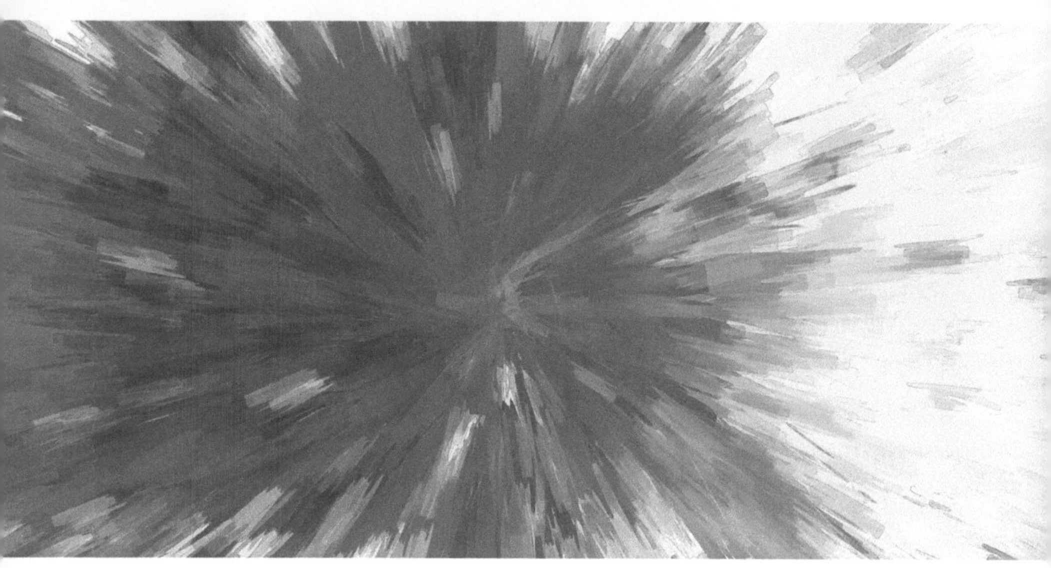

Ich hatte gemerkt, dass der Overload kommt. Mein Zeitfenster ist dann sehr klein, und ich muss schnell reagieren. Auf der Arbeit setze ich fix Kopfhörer auf oder gehe kurz „aufs Klo“, dann dauert es nur ein paar Minuten in meiner eigenen Welt, um runterzukommen. Hier im Lehrgang: Aufs Klo, ja (aber die Einrichtung war so hübsch, ich war so abgelenkt, so viele neue Reize) – im siebten Stock, also man konnte auch nicht mal kurz vor die Tür … Na ja, dann war es eben zu spät. Ich fühle mich dann wie ein Roboter, der irgendwie funktioniert – bis ich endlich Ruhe habe und „durchdrehen“ kann. Besser wurde es am zweiten Tag, als ich die Leute und Umgebung schon kannte. Die Gruppenarbeiten, wo alle durcheinanderreden – OK, da muss ich eben durch. Normalerweise gab es immer „Frontbeschallung“ auf den Lehrgängen, da habe ich nebenher gezeichnet, um mich zu beruhigen und besser zu konzentrieren. (Ich bespreche das vor Lehrgangsbeginn mit den Dozierenden, damit sie sich nicht unhöflich behandelt fühlen, weil da jemand „nicht zuhört“.)

OVERLOAD

Was hätte früher helfen können, um nicht erst in den Overload zu rutschen? Das ist eine Frage, die ihr mit eurem Autie in ruhigen Zeiten besprechen solltet. In meinem Ratgeber „Autismus. Eine Werkzeugkiste“ gibt es viele Tipps dazu, wie man in guten Zeiten für Stresssituationen vorsorgen kann.

In meinem Fall: Gleich die dicken Kopfhörer schnappen, ruhige Musik drauf. Vorher schonmal das Klo als potenziellen Rückzugsort besichtigen und die Sinneseindrücke verarbeiten. Eine Technik aus Meditation/autogenem Training/Hypnose: Alle Geräusche nacheinander einzeln wahrnehmen und benennen – wie ich das oben gemacht habe – dann kennt man sie, das Gehirn muss nicht schwer daran arbeiten und sie überraschen einen nicht. Ich denke mir zu den Leuten immer noch Geschichten aus, weil ich es nicht mag, niemanden zu kennen und nicht einschätzen zu können, was diese Leute als Nächstes tun werden. Seltsam, vielleicht, aber es hilft …

MELTDOWN

Meltdown bedeutet „Kernschmelze", „Ausraster". Wenn es aus dem Overload kein Entrinnen gibt – oder manchmal einfach nur durch Stress –, kann es passieren, dass man in den „Meltdown" rutscht. Das Ganze sieht von außen aus wie ein Wutausbruch, aber es ist in Wirklichkeit eine Verzweiflung, weil das Gehirn all die Reize nicht verarbeiten und man selbst nichts dagegen tun kann! Wie gesagt, das Zeitfenster zum rechtzeitigen Reagieren ist sehr klein, und dafür muss man sich als autistische Person gut kennen, um die Anzeichen richtig zu lesen und die Warnung des Körpers/Geistes ernst zu nehmen. Bei mir passieren im Durchschnitt zwei Meltdowns pro Jahr durch Stress, aus dem es keine Flucht gibt. Ich kenne meine Trigger (Auslöser), aber kann sie nicht vermeiden. Bestimmt ein Meltdown pro Jahr kommt aber dadurch, dass ich nicht auf mich höre und „das schon aushalte". Erholungsdauer: mehrere Wochen. Einige Autistinnen und Autisten kennen sich selbst gut und können reflektieren. Dadurch fällt es mit Übung leichter, die Zeichen zu deuten und rechtzeitig zu „flüchten". Wenn auch ihr lernt, auf die Anzeichen für einen drohenden Overload oder Meltdown zu achten, könnt ihr eine große Stütze sein.

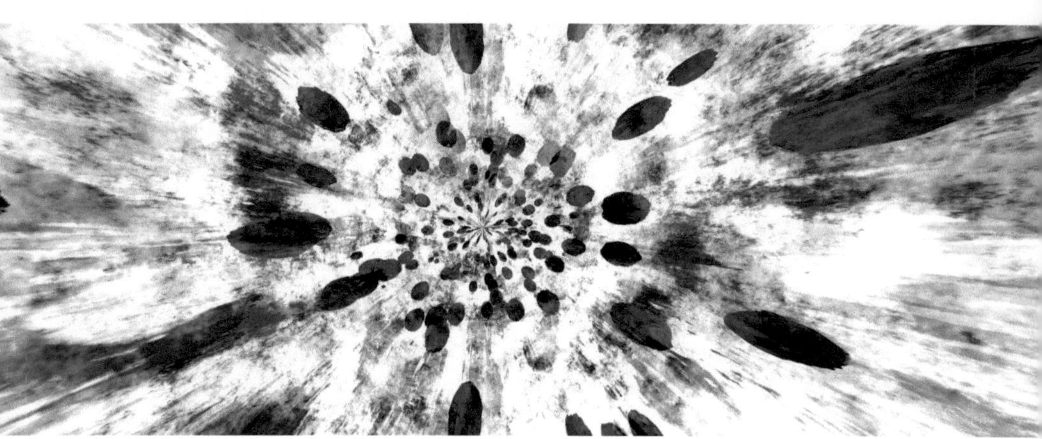

Was ihr als Bezugspersonen tun könnt, ist, immer eine Rückzugsmöglichkeit offen zu halten. Das hilft uns ungemein, und allein das Wissen, dass man im Zweifel schnell flüchten kann, gibt uns Stabilität und Sicherheit. Wir gehen auf Familienfeiern und Partys, wenn es einen ruhigen – oder besser „reizarmen" – Ort gibt, an den wir uns zurückziehen können. Garten, ein Schlafzimmer, … Ich gehe meist in die Küche und erledige den Abwasch. Dann bin ich allein (bitte keine Hilfe, das ist gut gemeint, aber ich will alleine sein) und tue etwas Sinnvolles. Schön beruhigend.

Meltdowns werden meist ziemlich schlimm. Dann kann es sein, dass euer Autie Gegenstände schmeißt oder sich selbst verletzt. In diesen Situationen bitte nicht anfassen oder beruhigend einreden, das sind zusätzliche Reize, die alles verschlimmern. Ihr könnt ein Kissen dazwischenhalten, wenn jemand seinen Kopf unbedingt gegen die Wand schlagen will. Gegenstände könnt ihr außer Reichweite bringen.

Diese „Ausraster" dienen dazu, uns selbst kontrolliert Reize zuzuführen, die die anderen Reize überlagern. Damit haben wir ein Gefühl von Kontrolle, auch wenn wir eigentlich in dem Moment gar nichts mehr unter Kontrolle haben.

MELTDOWN

Wenn ihr an Beruhigungsmittel denkt: Bitte sprecht das unbedingt mit medizinischem Personal ab, das sich mit Autismus auskennt! Beruhigungsmittel wirken bei Autisten oft gegensätzlich oder überhaupt nicht. Ich habe meine Augen lasern lassen und das Beruhigungsmittel hat nicht gewirkt – traumhaft, sich bei vollem Bewusstsein an den Augen operieren zu lassen. Ich habe eine sehr starke Schlaftablette für einen Langstreckenflug genommen und war 10h hellwach.

Wann immer es geht, ist es besser, mit der autistischen Person in ruhigen Momenten eine Stimming-Lösung zu finden, ein Rezept, mit dem sie sich selbst aus solchen wahnsinnig stressigen Situationen befreien kann. Mir hilft bei Arztbesuchen auch, wenn Ärztin oder Arzt genau erklären, was sie da tun, damit ich immer genau weiß, wann was passiert (wieder so ein Kontroll-Ding. Gebt uns das Gefühl, wir haben die Kontrolle, dann läuft's leichter.)

Im besten Fall endet ein Overload oder Meltdown mit „Stimming" und Selbstregulierung, im Zweifel leider mit einem Shutdown.

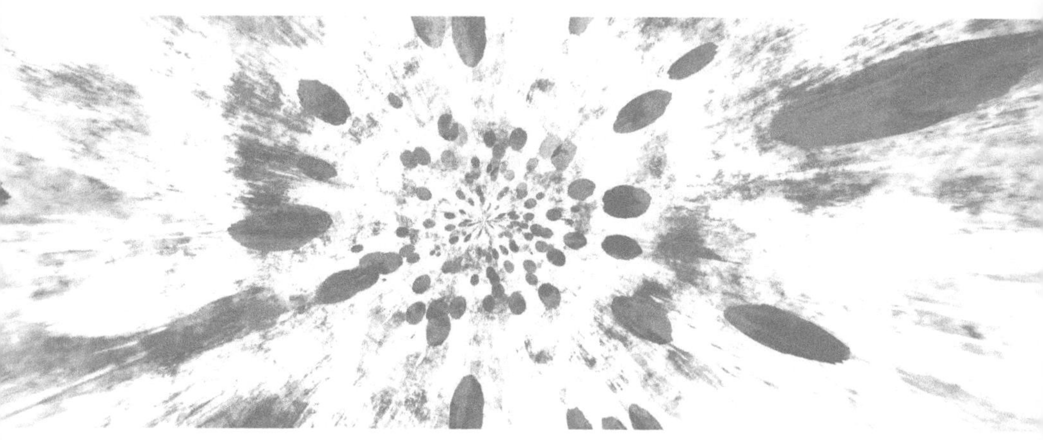

SHUTDOWN

Shutdown: „Abschalten“, „Rückzug“. Reize ohne Ende – unser Gehirn macht kurzen Prozess. Kurzschluss. Jetzt geht gar nichts mehr. Wir setzen uns in eine Ecke, ziehen eine Decke über den Kopf und gehen in unsere eigene Welt. Alles da draußen ist feindlich, wir machen da nicht mehr mit.

Wenn autistische Menschen sich völlig in sich selbst zurückziehen, hilft nur noch Abwarten. Keine weiteren Reize, sonst dauert es länger, aus dem Shutdown aufzutauchen.

Zustände wie Overload, Meltdown und Shutdown fordern unserem Geist alles ab. Wir brauchen mitunter sehr lange, um uns davon zu erholen. Das ist dann wie nach einer schweren Krankheit, wenn man noch ein wenig wackelig auf den Beinen ist. Man kann für eine gewisse Zeit am Tag „funktionieren“, z.B. für Job oder Familie, aber man braucht sehr viel mehr Ruhe als sonst. Ich schlafe dann tagelang zehn bis zwölf Stunden und will niemanden sehen und schon gar nicht miteinander reden.

Nehmt diese Sachen ernst. Euer Autie ist kein Jammerlappen oder eine Mimose. Im Gegenteil, wir sind oft viel stärker, weil wir in einer Welt klarkommen müssen, die autistische Bedürfnisse nicht unterstützt. An dieser Stelle erst einmal vielen herzlichen Dank für EURE Unterstützung, dass ihr euch die Zeit nehmt, dieses Buch zu lesen. Verständnis zwischen den Welten hilft uns allen weiter und macht diese Erde zu einem bunteren Ort, wo alle Arten des Denkens und Fühlens erlaubt sind, gebraucht und ermutigt werden. Das heißt übrigens

„NEURODIVERSITÄT“.

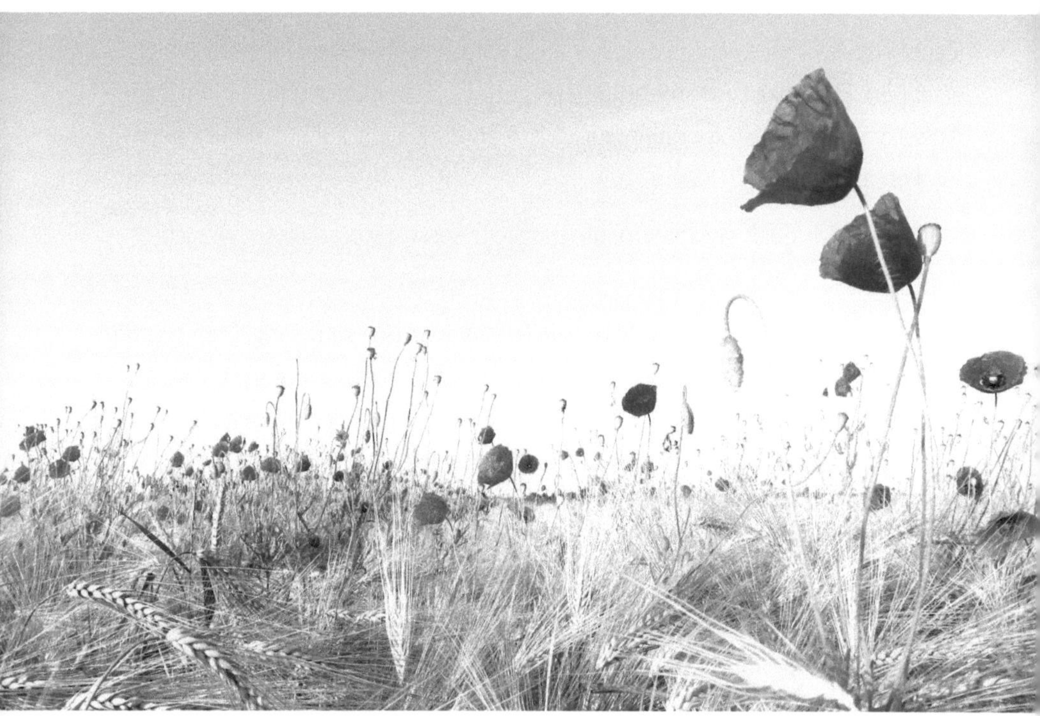

Ehrlichkeit und Masken

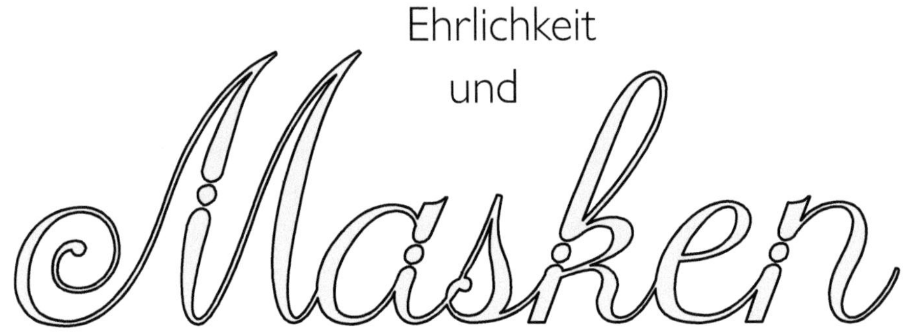

Du brauchst es gar nicht probieren – du wirst mich nie bei einer Lüge ertappen. Ehrlichkeit (oft mehr, als uns guttut,) ist bei autistischen Menschen Auszeichnung und Stolperstein zugleich. Könnt ihr bitte auch mal kurz eure Masken abnehmen?

Unterstelle ich euch gerade Unaufrichtigkeit? Lasst mich erklären, wie ich es meine:

Sagt ihr immer, was ihr denkt? Nein, oder? Wäre auch schwierig. Man würde Leute vor den Kopf stoßen, sich unbeliebt machen, sich Chancen verbauen, geliebte Menschen verletzen … Außerdem macht man sich angreifbar, wenn man sich so zeigt, wie man wirklich ist. Es kann sogar gefährlich sein. Also tragt ihr permanent eine Maske. Das ist absolut logisch, verständlich und in Ordnung. Und klug. Das Sozialleben, wie man es kennt, würde sonst nicht funktionieren. Alle würden sich permanent die Köpfe einschlagen.

Über diesen logischen Umweg versuche ich seit Jahren, mir klarzumachen, warum Leute Masken tragen. Ich habe mithilfe von Büchern und durch Nachahmung Körpersprache gelernt, um das zu verstehen, was Leute nicht sagen. Ich kann so gut in dieser „Kunst" werden, wie ich will – ich werde sie nie meistern. Ich kann nämlich nicht lügen. Ich verstehe es – kann es aber nicht wirklich. Ich kriege die Lüge einfach nicht über meine Lippen. Das geht nicht, da blockiert in mir alles. Wenn ein Fünkchen Wahrheit dabei ist, dann vielleicht. Und so wie mir geht es vielen autistischen Menschen.

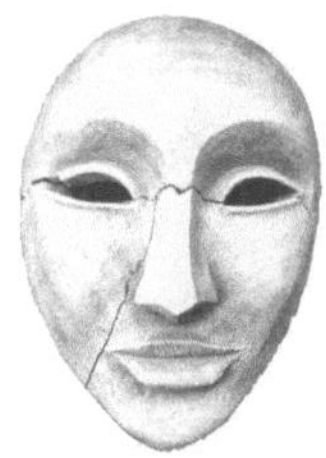

„Maskieren" im autistischen Sprachgebrauch heißt aber auch, dass Menschen ihre autistischen Züge verstecken und „normal" schauspielern. Sichtbare Behinderungen tragen oft ein großes Stigma, und mit Maskieren (auch auf englisch „Masking" oder „Camouflaging" genannt) hat man viele Vorteile. Für die Psyche ist das allerdings äußerst ungesund, weil man permanent seine wahre Natur verstecken muss.

Viele, v.a. erwachsene, autistische Menschen fühlen sich aus jahrelanger Erfahrung ohne Maske nicht sicher. Ihr könnt helfen, wenn ihr auf autistische Züge mit Neugier und Fragen reagiert, aber nicht zurückschreckt, wenn euer Autie plötzlich ganz anders wirkt. Wir tragen die Maske nicht, um euch zu täuschen, sondern damit ihr unsere Behinderung als weniger belastend empfindet. Gut maskieren können heißt nicht, dass die Behinderung bei uns weniger schwer ausgeprägt ist.

Frag mich bitte nicht, ob die neue Frisur dir steht, wenn du die ehrliche Antwort nicht hören willst. In mir kämpfen zwei Antworten miteinander:

1.) Sie fragt, also will sie es wissen. Ehrliche Antwort. Diese Idee kommt immer zuerst, und ich antworte wahrheitsgemäß. Autsch …

2.) Sie fragt, weil sie Bestätigung braucht. Weil sie sich gut fühlen möchte oder weil sie selbst die Frisur blöd findet und nach jemandem sucht, der sie vom Gegenteil überzeugt. Was denn nun?

- ✓ Analyse Gesichtsausdruck des Gegenübers
- ✓ Zeitfenster für Antwort knallt zu, und zwar richtig laut
- ✓ Man ist wieder der unsensible Trampel, der andere Leute verletzt

Bitte fragt uns nur, wenn ihr die ehrliche Antwort braucht und vertragt. Eine Freundin hat mal zu mir gesagt, wenn sie sich „ausheulen" will, geht sie zu einer anderen Freundin. Zu mir kommt sie, wenn sie eine Analyse des Problems und Lösungswege will. Wir versuchen immer, direkt eine Lösung zu finden. Ausheulen ist für viele unangenehm, weil es uns der Lösung nicht näher bringt. Davon geht das Problem nicht weg. Und wir fühlen uns hilflos, weil wir nicht helfen können.

Manchmal sollen wir aber auch gar nicht helfen – nur kommt uns dieser Gedanke nicht intuitiv. Bitte vorher sagen: „Du, ich will mich nur ausheulen, ich brauche keine Lösungen." Klingt für euch vielleicht albern, aber uns nimmt das enorm Druck weg. Ich hatte schon viele böse Missverständnisse, weil Leute mir ein Problem geschildert, aber alle Lösungsvorschläge zurückgewiesen haben. Ich *voll verzweifelt*, bis endlich kam: „Ich wollte mich nur ausheulen, ich suche keine Lösung." Mein Verstand versteht das, Konzept aber ich vergesse es oft, weil es für mich nicht naheliegend ist.

Damit haben wir Schwierigkeiten:

- „Jammern", ohne eine Problemlösung zu suchen
- Zwischen den Zeilen lesen
- Gestik und Mimik stimmen nicht mit dem Gesagten überein
- Gegenüber lässt sich bei Problemlösung von Gefühlen leiten, ohne vorher Ursachenforschung zu betreiben, also zu analysieren, warum die Gefühle überhaupt da sind
- Flicken auf Löcher kleben, anstatt dem Problem grundlegend zu Leibe zu rücken
- Wenn wir Fehler erklären oder Gründe anbringen und uns vorgeworfen wird, das seien nur „Ausreden"

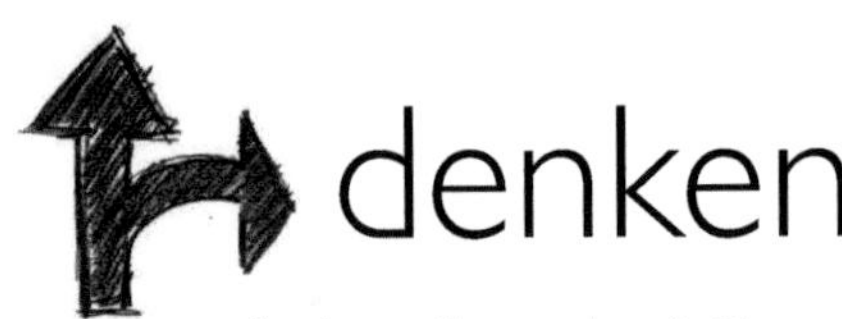

Um die Ecke denken

Stolpert ihr auch oft über die Aussage, autistische Menschen seien außergewöhnlich kreativ und könnten richtig gut um die Ecke denken? Was haltet ihr davon?

Das mit der Kreativität unterschreibe ich sofort. Durch unsere gesteigerte und andersartige Sinneswahrnehmung stehen uns ungewöhnliche Einblicke offen, die wir gern in verschiedenen kreativen Ausdrucksformen mit euch teilen.

Aber um die Ecke denken? Eher das Gegenteil. Vielleicht wirkt es so, weil wir große Zufriedenheit daraus ziehen, Problemen auf den Grund zu gehen. Den Weg bis zum Ende zu verfolgen, wo andere sich vielleicht schon früher ablenken lassen.

Wir sind da stur. Oder hartnäckig, wenn man sich etwas netter ausdrücken will. Erst, wenn das Problem definitiv bis ins Kleinste aufgedröselt und eine zufriedenstellende Lösung gefunden ist, bleiben wir stehen. Eine löbliche und oft hilfreiche Eigenschaft.

Bei NTs sieht das Ganze meinen Eindrücken nach so aus: Wenn man einen Straßenzug entlangläuft und ein blaues Haus sucht, dann guckt man fleißig in alle Richtungen, nimmt viel um sich herum wahr. Da macht man vielleicht auch mal einen Abstecher in eine Nebenstraße, weil dort hinten etwas verheißungsvoll blau schimmert. Siehe da – ein fast blaues Haus! Ziel erreicht! Oder?

Auties bleiben auf der Hauptstraße. „Blau", war die Ansage, nicht „bläulich". Nix Nebenstraße. Da wird nicht nach rechts und links geguckt. Wir gehen streng in eine Richtung, auf die wir uns recht früh eingeschossen haben. Getreu dem Motto „Schwarzweiß ist auch eine Farbe" gibt es keine Nebenstraßen, nur vor oder zurück. Wir mögen mit dieser Strategie manchmal weiter kommen als NTs – aber nur, wenn wir zufälligerweise auf der richtigen Straße sind. Ihr wollt darauf hinweisen, dass man auch mal vielseitiger denken sollte, andere Möglichkeiten mit betrachten sollte? Vergeblich. Wir sind überzeugt von unserer Richtung und marschieren drauflos.

Meinungen „von außen", die nicht in unser Konzept passen, sind nicht sonderlich willkommen. Sie rütteln an unserem festen Gefüge, das für uns Ruhe und Ordnung bedeutet und damit Sicherheit bringt. Wenn ihr also euren Autie von einer anderen Sichtweise überzeugen wollt, solltet ihr ganz sachlich eure Argumente schildern und uns dann ganz viel Zeit geben, das Ganze zu verarbeiten und von allen Seiten zu beleuchten. Wahrscheinlich haben wir irgendwann ein Einsehen. Das kann dauern, denn erstmal muss im Detail analysiert werden, warum wir überhaupt erst den falschen Weg eingeschlagen haben.

Irgendwann lernen wir auch dazu. Ich suche mir mittlerweile NT-Meinungen, wenn ich merke, dass ich mich in etwas verrenne. Mir sind die Zeit und die Nerven zu schade, die es kostet, wenn ich endlos in die falsche Richtung stapfe. Ich muss mir immer wieder sagen, dass es nicht daran liegt, dass ich zu dusselig bin oder nicht denken kann, sondern meine Hauptstraße einfach manchmal in einer Sackgasse endet.

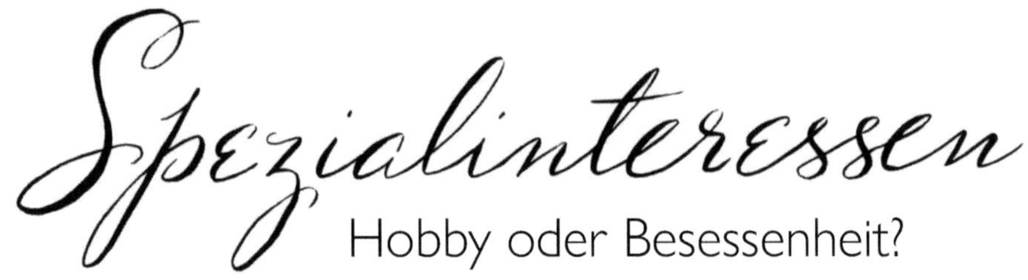

Spezialinteressen

Hobby oder Besessenheit?

Bei dem Stichwort „Autismus" denken viele an Wunderkinder oder „Savants" – Menschen, die beinahe übermenschliche Fähigkeiten oder Kenntnisse in einem Spezialgebiet besitzen. Sogenannte „Inselbegabungen" sollen allerdings genauso häufig bei NTs vorkommen. Warum sind sie dann so eng mit dem Autismus verknüpft?

Wenn ein „normales" Kind hochintellektuell ist und sich auf einem Gebiet besonders gut auskennt, geht es an die Uni und wird Professor oder Forscher oder ähnliches. Schlaue Leute unter sich. Bei einem Autisten geht man ja eh davon aus, dass er „ein bisschen zurückgeblieben" ist, und daher ist es umso bemerkenswerter, wenn er plötzlich Begabung zeigt. Jemand, der keinen geraden Satz rausbringt, zeichnet Stadtpanoramen aus dem Gedächtnis? Wahnsinn.

In meinen Augen geht es hier viel um mediales Interesse, weil der Gegensatz schlicht so groß ist. Keiner (außer vielleicht das Kollegium) beglückwünscht Forschende für ihre großartigen Entdeckungen. Gehört schließlich dazu, wenn du ein Schlaumeier bist. Irgendwie ein bisschen unfair, das Ganze …

Solche „Spezialinteressen" können aber in der Tat ein Erkennungszeichen für eine Autismus-Spektrum-Störung sein. Von einfachen Hobbys unterscheidet sie, dass sie mit einer fast schon beängstigenden Leidenschaft gelebt werden, meist nicht altersgerecht sind und gerne mal abseits jeglicher „Normaler-Freizeitbeschäftigungs-Norm" liegen. Man kann zu müde für ein Hobby sein – für ein Spezialinteresse ist man nie zu müde. Es ist dann auch egal, ob die Beschäftigung sinnvoll ist oder nicht. Man ist eben interessiert – oder obsessiv?

Beispiele für nicht altersgerechte Spezialinteressen: Zu meinen Interessen gehörte: das Alte Ägypten (Alter: etwa 9), Dinosaurier (etwa 10), Philosophie und Yoga (etwa 12). Alles nicht so ganz altersgerecht. Aktuell sind es: Typographie (ich kann stundenlang schön gestaltete Wörter angucken), Sprachen (bisher gelernt: Englisch in verschiedenen Dialekten, Französisch, Spanisch, Italienisch, Walisisch, Japanisch und ein paar Brocken Maori, Samoanisch, Sindarin (Fantasiesprache aus „Herr der Ringe"), Hindi). Gesetzestexte sind auch so eine Sache. Ich finde es faszinierend, wie verschwurbelt man sich ausdrücken muss, nur um definitiv und 100% kein Schlupfloch zu hinterlassen. Läuft unter dem Spezialinteresse „Sprache".

Da viele autistische Menschen Ordnung und jegliche Art von Listen lieben, sind die Spezialinteressen gerne analytisch: Jahreszahlen lernen, Sprachen auseinanderpflücken, Tiere und Pflanzen kategorisieren.

Ich habe in meinen Recherchen von Eltern gelesen, die ihren Kindern die „unpassenden" Interessen austreiben wollen. Macht das nicht, auch wenn euer Autie – vor allem als Kind – die Spezialinteressen ständig wechselt und ihr das Gefühl habt, nicht mehr mithalten zu können, geistig oder finanziell. Ein Spezialinteresse ist für uns wie die Luft zum Atmen. Es ist so unvorstellbar schwer, das zu unterdrücken. Man möchte sich die Haare raufen, platzen, schreien – was auch immer. Wenn es geht, fördert die Spezialinteressen eures Kindes. Wer weiß, vielleicht ergibt sich später daraus ja mal der perfekte Job?

Der perfekte Job

Der berufliche Erfolg und – viel wichtiger – die Zufriedenheit ist für Autisten oft durch die Kommunikationsschwierigkeiten verbaut. Wenn man sich im Bewerbungsgespräch nicht „verkaufen“ kann, bleibt man eben auf der Strecke. Dabei können wir doch strahlen – mit unseren Spezialinteressen. Das ist natürlich nicht immer möglich und gern auch mal durch sonstige Handicaps beeinträchtigt.

Vielleicht kommt ihr ja in die Situation, euren Autie bei der Jobwahl zu beraten. Was sind die besten Voraussetzungen, um Erfüllung im Berufsleben zu finden?

Das Wichtigste ist das Umfeld: Es sollte ruhig sein, mit genügend Rückzugsmöglichkeiten. Wenn es im Großraumbüro zu laut und hektisch zugeht, helfen mir Kopfhörer mit Entspannungsmusik. Je nach Sinnes-Voraussetzungen kann man sich ein angenehmes Umfeld schaffen mit Duftstäbchen (mit dem Kollegium abklären), hübschen Kaffeetassen und Stiften/ Notizbüchern, …

Der Job sollte nicht permanente soziale Interaktion fordern. Viele Auties sind schriftlich recht redegewandt – aber überfordert, wenn ein „echtes“ Gegenüber dazukommt.

Zu den Aufgaben: Wir sind nicht gut darin, das „große Ganze“ im Blick zu behalten. Wir verzetteln uns mit Details und regen uns auf, wenn nicht alles nach Plan läuft. Wichtig sind also Aufgabengebiete, in denen unsere Detailverliebtheit und Genauigkeit gefragt sind, gleichzeitig unsere Hartnäckigkeit, mit der wir oft kreative Lösungen für lange durchgekaute Probleme finden.

Ich habe das große Glück, gleich mehrere meiner Spezialinteressen im Job einsetzen zu können. Ich grabe mich unermüdlich (Was sind Pausen?) durch seitenweise trockene Gesetzestexte und stelle Konzepte zusammen, wie man die Gesetze in der Praxis umsetzen kann. Meine Chefin schaut immer mit über meine To-Do-Listen, damit ich besser priorisiere und mich nicht zu lange an Details aufhalte. Klar brauche ich da immer ein bisschen Hilfestellung, aber jeder hat seine Stärken und Schwächen. Richtig eingesetzt, können unsere Stärken über die Schwächen hinwegstrahlen.

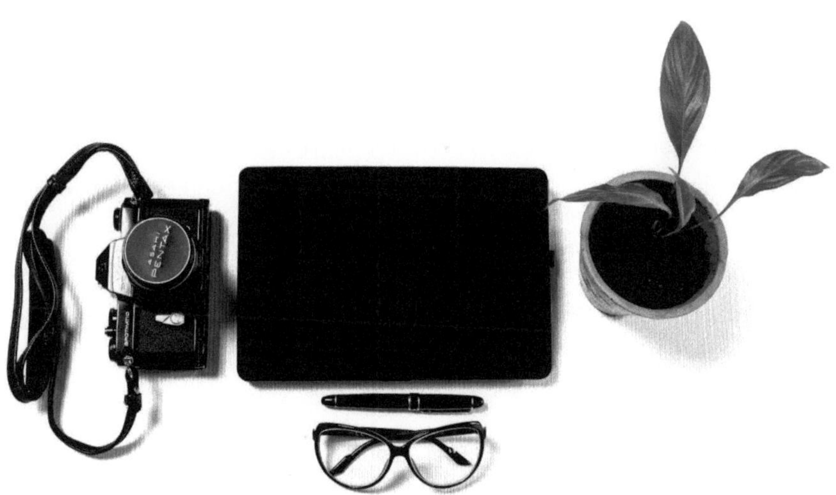

Smalltalk is nich ...

Smalltalk ist das Schmieröl im Getriebe der Kommunikation – und ein großer Stolperstein für autistische Menschen. Warum sollte man sich über unwichtige Dinge unterhalten?

Lieber gleich auf den Punkt kommen.

Wir haben schnell eine Meinung und vertreten sie auch stur. Wenn aus Versehen ein „Spezialinteresse" angesprochen wird, halten wir einen stundenlangen Monolog über das Thema – egal, ob es den anderen interessiert. Klingt das nach dem idealen Gesprächspartner?

Die Tücken des „Sich-Warmredens" sind immer wieder der Grund, warum Autisten als „unsozial" gelten. Logik erklärt eben nicht auf den ersten Blick, warum man lange um den heißen Brei herumreden sollte. Erst bei näherem Hinsehen offenbart sich der Sinn: Durch Smalltalk lernt man sich unverfänglich kennen. Nicht wirklich: Man erfährt nicht direkt, was den Gesprächspartner im tiefsten Inneren bewegt. Aber man findet heraus, wie der andere tickt, wie er sich ausdrückt, was er meint, wenn er redet – mit Worten oder dem Körper. Wer weiß, vielleicht findet man ja gemeinsame Themen, die weiter ergründet werden wollen?

Dann kann man getrost zur „richtigen" Unterhaltung übergehen. Der Höflichkeit ist Genüge getan. Aber auch abseits des Smalltalks gibt es genügend schwierige Situationen:

Auties erscheinen durch ungewöhnliche Interessen oft interessant. Dann lässt man uns reden. Wir schweben in den Sphären unserer Interessen, entfernen uns immer weiter von der Erde und können nicht einsehen, dass Nicht-Fachleute vielleicht irgendwann den Anschluss oder das Interesse verlieren Die Monologe muten den Zuhörenden einiges zu.

Wir sind auch Meister im Klugschwätzen Wenn jemand etwas Falsches sagt, muss das korrigiert werden. Wir können das nicht so stehen lassen. Ich selbst kann mich dann auf nichts mehr konzentrieren, bis der Fehler behoben ist. Durch unsere Ehrlichkeit zeigen wir durchaus hin und wieder ein Einsehen und lassen uns von anderen Meinungen überzeugen – wenn die Argumente logisch sind. Vor allem älteren Auties sagt schon der Verstand, dass unsere Meinung nicht das Maß aller Dinge ist und wir unter Umständen doch nicht alle Fakten kennen, die zu einer qualifizierten Meinung führen.

Verdeutlicht eurem Autie, dass Smalltalk eine feststehende Regel in der NT-Welt ist (Wir lieben Regeln!), dass es ein Ritual der Höflichkeit und zum Kennenlernen ist (Wir lieben Rituale!), dass es außerdem ein ganz toller Trick ist, um mit unwichtigen Themen sein Gegenüber auf die ihm eigene nonverbale Kommunikation hin kennenzulernen. Dann versteht man die anderen nämlich leichter, wenn es an die wirklich interessanten Themen geht. Kleiner Trick mit großer Wirkung!

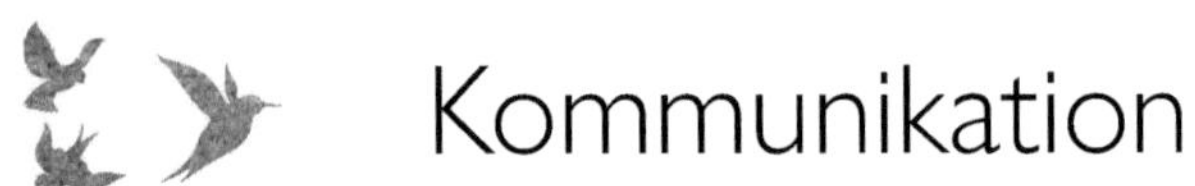

Kommunikation

Nachahmung und das „Kleiner-Professor-Syndrom"

„Du kannst nicht autistisch sein, denn autistische Menschen reden nicht."

Ich glaube, mit dem Klischee haben wir aufgeräumt, oder? Aber wie immer bei Vorurteilen finden wir auch hier ein Fünkchen Wahrheit. Einige autistische Menschen mögen den Klang ihrer Stimme nicht. Oder das Gefühl im Kehlkopf, wenn Sprache da durchrauscht. (So geht es mir mit der deutschen Sprache. Ich höre sie gern, aber Sprechen verursacht ein unangenehmes Kratzen im Hals und ich mag die Mund– und Zungenbewegungen nicht. Englisch ist viel angenehmer.)

Auch werden wir nie hundertprozentig lernen, die „normale" Sprache nachzuahmen. Unser natürliches Sprechgefühl ist oft monoton, mit Pausen an ungewöhnlichen Stellen. Wir finden öfter das richtige Wort nicht, nehmen dann eins, das so ähnlich klingt.

Oder aber wir haben eine total überkandidelte Sprechmelodie, weil wir nachahmen. Zum Beispiel versuchen wir, halbwegs normal zu klingen. Nun geht der Autie eures Vertrauens meist nicht gern unter Menschen und lernt daher seine NT-Sprechmelodie aus Filmen, Serien, Video-Essays oder Podcasts. (Übrigens eine sehr beliebte Art des Socializing: Man ist unter Menschen, muss aber nicht „richtig" reagieren.) Je nach Qualität der Filme oder Daily Soaps *hust* kann dann die erlernte Melodie recht ungewöhnlich klingen.

Nachahmung die Zweite: Habt ihr euch schon einmal veralbert gefühlt, weil euch ein autistischer Mensch „nachgeäfft“ hat? Ich verrate euch ein Geheimnis: Das ist das größte Kompliment, das ihr von uns kriegen könnt. Stellt euch nur mal vor, wie sehr uns eure Sprechweise faszinieren muss, dass wir sie sogar annehmen wollen! Da wir meist exzellente Beobachtende/Zuhörende sind, (wenn wir interessiert sind,) klappt das super mit dem Nachahmen. Kein Spott – sondern ein Kompliment!

Eine weitere Auffälligkeit ist die sogenannte „Echolalie“ oder „Palilalie“. Hier werden einzelne Wörter oder Sätze endlos in immer gleichem Tonfall wiederholt. Der Grund ist noch nicht ganz klar, wahrscheinlich wirkt das bei uns wie Stimming.

Autistische Personen, die sich nicht mit Intelligenzminderung herumschlagen müssen, werden als Kinder wegen ihrer Sprechweise gern als „Kleiner Professor“ bezeichnet. Warum? Das kann an den Spezialinteressen liegen (wenn ich als Zwölfjährige an Philosophie interessiert bin, gibt es eben nur Fachliteratur – jedenfalls gab es zu meiner Zeit kein „Philosophie – eine Bedienungsanleitung“) oder am Aufsaugen von allem, was uns in die Quere kommt. Die Ausdrucksweise von Lehrkräften zum Beispiel. Woher sollen wir auch in unserem Lerneifer wissen, dass deren Sprache nicht „angemessen“ für Kinder ist?

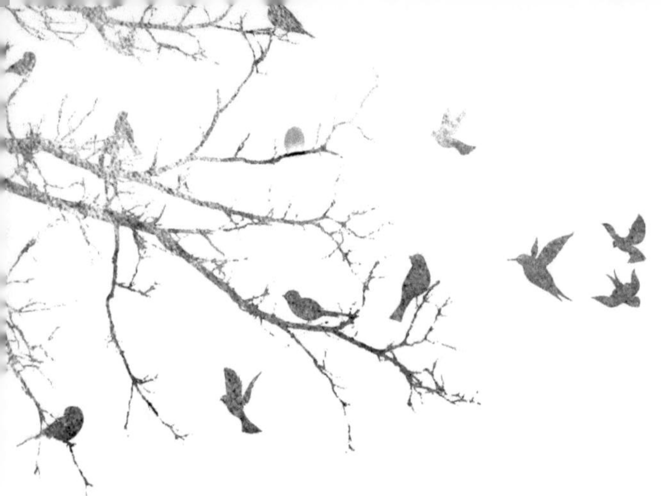

Sollte euer Autie partout nicht reden wollen, heißt das nicht automatisch, dass er sich nicht mitteilen oder austauschen möchte. Ihr findet gemeinsam bestimmt ein anderes Mittel der Kommunikation, sei es Musik, Malen oder – naheliegend – Schreiben. Gerade soziale Medien geben uns eine wunderbare Fundgrube an stressarmer Kommunikation:

 Keine Floskeln (und wenn, dann in sehr leicht verständlichen „Regeln")

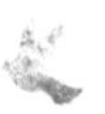 Emoticons, an denen „lustig" oder „traurig" oder „wütend" steht – keine Missverständnisse, hurra!

 Unzählige Gruppen, die alters– und ortsunabhängig unsere Spezialinteressen füttern

 Rückzug, wann immer man will

Als Sprachenfreak möchte ich allen Autie-Eltern einen Tipp an die Hand geben: Wenn es möglich ist, lasst euer Kind Englisch lernen! Das Netz ist voll mit wunderbaren Dingen, die größte Vielfalt auf englisch, und Sprachkenntnisse eröffnen uns viele neue Welten. Auch über das Thema Autismus gibt es eine weitaus größere Bandbreite im englischsprachigen Netz – wir haben da noch ordentlich aufzuholen.

Zurückweisung – „Mein Autie liebt mich nicht!"

Mein Herz weint, wenn ich das höre. Fühlt euch nicht zurückgewiesen. Liebe Freunde, liebe Familie. Wir lieben euch.

Ja, ich sehe meine engsten Freundinnen nur zweimal im Jahr. Ja, ich kann nicht tagelang aufeinander hocken. Ja, wenn ich Gäste habe, brauche ich zwischendurch mal ein paar Stunden für mich.

Sozial sein ist anstrengend, weil wir immer angemessen reagieren wollen – weil wir euch liebhaben und verhindern wollen, dass ihr euch unwohl in unserer Gegenwart fühlt. Gestattet uns diese Extra-Portion Rückzugsmöglichkeit – und lernt unsere Welt kennen, damit wir uns nicht verstellen müssen.

Ich danke euch, dass ihr mein Buch gelesen habt und so viel unternehmt, um euren Autie besser zu verstehen. (Hoffentlich war es nicht sooo anstrengend.) Am liebsten möchte ich jeder und jedem Einzelnen persönlich danken, denn ich kann schreiben, was ich will – nutzlos, wenn es keiner liest. Ihr habt einen riesengroßen Anteil daran, dass sich das Bild von Autismus ändert und unsere Welten näher zusammenrücken.
DANKE.

Linksammlung

Stand: Januar 2024

„Ellas Blog" – Silke Bauerfeind schreibt warmherzig und hilfreich über Autismus aus Elternperspektive (Blog, Bücher, Kurse):

https://ellasblog.de/

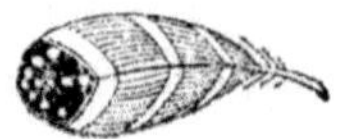

„AutNorm" – Mit niederschwelligen Beiträgen klärt Autismusberaterin Karina über viele wichtige Themen auf:

https://www.instagram.com/autnorm

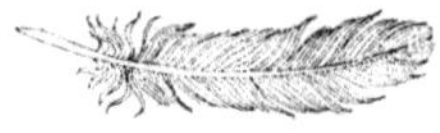

„Autist an Bord" – wunderbare Alltagsgeschichten, die durchleuchten, was denn so alles anders ist:

https://autistanbord.wordpress.com/category/autismus/

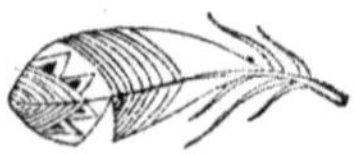

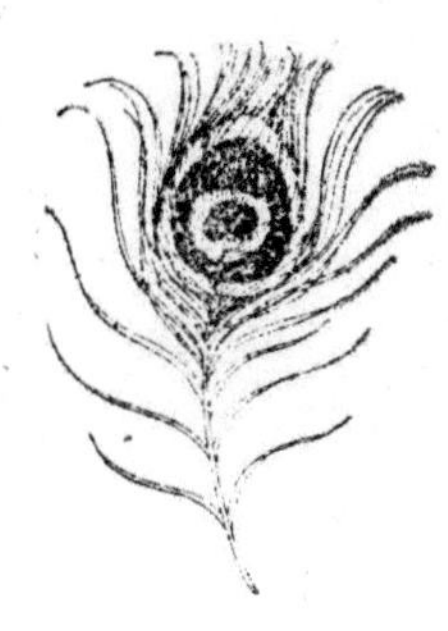

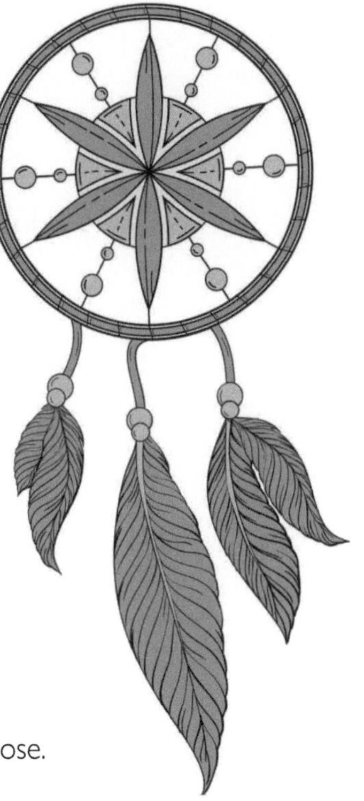

„Aspie-Quiz" – trotz des lässigen Namens eine hervorragende Online-Ressource zur Selbstdiagnose. https://www.rdos.net/de/index.php

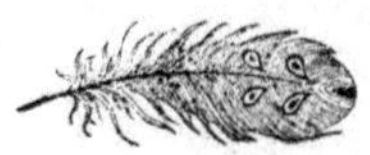

„Neurotypische verstehen" – die Übersetzung der Satire:

https://factsaboutklinefelter.com/2015/04/18/neurotypische-verstehen-ubersetzung-einer-satire/

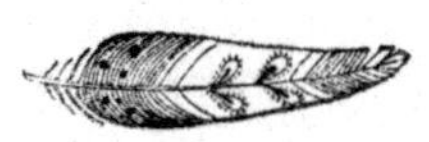

Mehr von mir über Autismus?

Autismus. Eine Werkzeugkiste

Tipps für den Alltag mit Autismus
ISBN: 978-3-81925-049-1

Oder versandkostenfrei direkt bestellen unter
evabaumannautorin@gmail.com

- Auch als E-Book -

Du hast eine Autismus-Diagnose oder -Vermutung
und fühlst dich damit alleingelassen?
Die „Werkzeugkiste" steckt voller Konzepte zum besseren Verständnis
und gibt dir Tipps zum eigenständigen Umsetzen und zur Selbstermächtigung,
wenn professionelle Hilfe nur schwer zu bekommen ist
oder die Wartezeiten lang sind.

Aus dem Inhalt:
Teil 1: Grundlagen
Teil 2: Erste Hilfe
Teil 3: Bereit für die neurotypische Welt?

(Dieses Büchlein ist „Hilfe zur Selbsthilfe". Es richtet sich an Autistinnen und Autisten ohne größere Lernschwierigkeiten. Es kann Unterstützung durch medizinische Fachkräfte begleiten, nicht ersetzen.)

Social Media

@autismuskaffeepause auf YouTube und Instagram

Video-Essays
Tipps für den Alltag
Neue Forschung
Autismus sozialpolitisch

Best-Of der YouTube-Videos
Vlogs
Autismus im Alltag

Über mich

Eva Baumann ist spätdiagnostizierte Autistin und Autorin. Über ihren Debütroman und eine Fernsehserie ist sie auf den Autismus-Verdacht gekommen und wurde im Alter von 39 Jahren mit dem Asperger-Syndrom diagnostiziert.

In Ratgebern, Vorträgen und auf Social Media klärt sie über Autismus auf und fördert gegenseitiges Verstehen und Akzeptanz von autistischen und nicht-autistischen Menschen.

Meine Romane

»Die Unsichtbaren« (Regency-Romance)

Band 1: »Elaine«

Band 2: »Simon«

»Elemente-Trilogie« (Urban Fantasy)

Band 1: »Waldträume«

Band 2: »Wasserflüstern«

Band 3: »Feuerbilder«

High Seas (Liebesroman)

»Die Erlkönig-Saga« (Fantasy)

Band 1: »Weidenritter« (Leah)

Band 2: »Erlkönig« (Valentin)

»Magie des Silbermondes« (Fantasy-Dystopie)

Episode 1: »Eismond«

Episode 2: »Aschemond«

Episode 3: »Blutmond«

Episode 4: »Schwarzmond«

Impressum

Eva Baumann
Seelingstädt 35, 07580 Seelingstädt

Lektorat: Anne Baumann
Korrektorat: Philipp Schütze
Coverdesign: Eva Baumann Design

Abdrucke der Stempel mit freundlicher Genehmigung von:
Aladine, BasicGrey, Hero Arts, Marianne Design

Bildmaterial: Pixabay
Acroman, Ana_J, ArtsyBee, Azyrit, cheskapoon, Clker-Free-Vector-Images, Comfreak, fxxu, geralt, GDJ, hansiline, janjf93, Kaz, Pixaline, ractapopulous, ronhvass, TeroVesalainen sowie eigene Zeichnungen

Bibliografische Information der Deutschen Nationalbibliothek:
Die Deutsche Nationalbibliothek verzeichnet diese Publikation in der Deutschen Nationalbibliografie; detaillierte bibliografische Daten sind im Internet über http://dnb.dnb.de abrufbar.

Verlag: BoD · Books on Demand GmbH, Überseering 33, 22297 Hamburg
bod@bod.de

Druck: Libri Plureos GmbH, Friedensallee 273, 22763 Hamburg

ISBN: 978-3-7528-9714-2

4. Auflage 2025